健康教育处方

（2020 年版）

中国健康教育中心　编

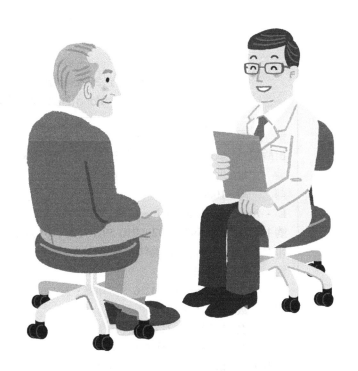

人民卫生出版社
·北京·

图书在版编目（CIP）数据

健康教育处方：2020年版 / 中国健康教育中心编
. —北京：人民卫生出版社，2020.8（2023.11重印）
ISBN 978-7-117-30268-5

Ⅰ．①健… Ⅱ．①中… Ⅲ．①常见病 – 防治 Ⅳ．
①R4

中国版本图书馆 CIP 数据核字（2020）第 134043 号

人卫智网	**www.ipmph.com**	医学教育、学术、考试、健康，
		购书智慧智能综合服务平台
人卫官网	**www.pmph.com**	人卫官方资讯发布平台

健康教育处方（2020 年版）

Jiankang Jiaoyu Chufang（2020 Nian Ban）

编　　写：中国健康教育中心
出版发行：人民卫生出版社（中继线 010-59780011）
地　　址：北京市朝阳区潘家园南里 19 号
邮　　编：100021
E - mail：pmph @ pmph.com
购书热线：010-59787592　010-59787584　010-65264830
印　　刷：北京盛通数码印刷有限公司
经　　销：新华书店
开　　本：787×1092　1/16　　印张：7
字　　数：170 千字
版　　次：2020 年 8 月第 1 版
印　　次：2023 年 11 月第 6 次印刷
标准书号：ISBN 978-7-117-30268-5
定　　价：18.00 元

打击盗版举报电话：**010-59787491**　E-mail：**WQ @ pmph.com**
质量问题联系电话：010-59787234　E-mail：zhiliang @ pmph.com

《健康教育处方(2020 年版)》

编写委员会

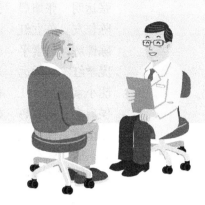

主　　　审　王陇德　陆　林

主 任 委 员　李长宁

副主任委员　胡洪波　吴　敬

委　　　员（以姓氏笔画为序）

卢　永　田向阳　吕书红　严丽萍　李方波　李英华　李雨波　肖　砾
陈国永　黄相刚　程玉兰　解瑞谦

主　　　编　李长宁

副 主 编　吴　敬　程玉兰

编　　　者（以姓氏笔画为序）

丁　园	丁　辉	于　钧	于光前	于皎乐	万德芝	马迎华	马径遥
王　飞	王　丰	王　明	王　莹	王　硕	王　巍	王山米	王玉艳
王华东	王志华	王志启	王志耀	王丽英	王丽娜	王思凌	王彦德
王晓妍	王晓慧	王鲁雁	韦　燕	公丕花	邓亚利	邓俊玲	卢　永
田　丹	田传胜	田向阳	冯　静	吉　昂	毕晓峰	曲　博	吕　山
吕书红	朱耀武	仲　佳	任学锋	刘　苹	刘　思	刘　娟	刘　鹏
刘　靖	刘　磊	刘传合	刘兆炜	刘秀云	刘秀荣	刘德平	关宏岩
关梦然	安　冬	许　戎	许　玲	许　静	许乐为	许建萍	许玲芬
孙　桐	孙　悦	孙延波	孙建国	纪　泉	纪泽敏	严丽萍	苏晓辉
杜维婧	李　华	李　兵	李　俊	李　莉	李　婷	李长宁	李文玲
李方波	李石柱	李仕明	李亚非	李光辉	李红卫	李志宏	李若琳
李英华	李雨波	李明旭	李佳颖	李剑虹	李淑华	李榴柏	李慧玲
李儒军	杨　汀	杨　黎	杨振宇	杨福永	肖　宁	肖　砾	肖　梅
吴　敬	吴青青	吴艳梅	吴健全	吴智深	何　苗	何　楚	何俊敏

余　晴　　邹隽蓉　　狄柏涛　　宋　波　　宋维红　　张　尧　　张　刚　　张　艳
张　悦　　张　琳　　张　辉　　张　强　　张人华　　张小松　　张小曼　　张世怡
张达明　　张旭晨　　张海容　　张颖颖　　张黎阳　　陆　明　　陈　林　　陈　静
陈仁友　　陈立红　　陈永丽　　陈兴凤　　陈国永　　陈明亭　　陈淑尧　　陈腊梅
陈锦辉　　武素平　　范丽珺　　易学锋　　和玉妞　　周　敏　　周常福　　周福德
庞学红　　郑远远　　郑胡镛　　屈　燕　　陕晓嫣　　赵春霞　　赵桐荫　　荣　曼
胡小素　　柳　江　　柳　村　　星　敏　　钟雪梅　　段　勇　　段　琳　　侯　杰
侯启春　　侯晓辉　　姚晓群　　贺　琪　　耿　力　　钱　玲　　钱晓波　　徐　南
徐倩倩　　徐锦航　　徐静东　　徐德洲　　翁昌韦　　高　明　　高洁艳　　郭　田
郭　欣　　郭军巧　　郭美银　　凌建春　　黄　浩　　黄　霞　　黄小娜　　黄志远
黄相刚　　黄露秋　　曹淳力　　盛爱珍　　常素英　　崔永华　　章　力　　梁　媛
梁晓琨　　寇林元　　随永刚　　喜　杨　　彭长燕　　董海原　　韩　雪　　韩湘意
喻　浩　　程玉兰　　程蔼隽　　童春容　　曾湘豫　　游　珂　　谢　菲　　谢晓芳
蒙晓宇　　甄世祺　　虞江丽　　蔡　鹏　　蔡桂仁　　蔡栩栩　　裴俊瑞　　谭　慧
谭三平　　谭静伟　　黎知雨　　冀俊虎　　鞠晓东　　鞠登会　　魏士飞

审　　稿（以姓氏笔画为序）

于振涛　　马　军　　马　骁　　马冠生　　王丕琳　　王宁利　　王克安　　王陇德
王若涛　　支修益　　艾　华　　田本淳　　成诗明　　朱大龙　　向　准　　刘克玲
刘剑君　　米光明　　许雅君　　孙宁玲　　纪立农　　李玉明　　杨月欣　　何　丽
沈　琳　　迟春花　　张月华　　张伟丽　　陆　林　　陆　舜　　陈生龙　　陈江华
林剑浩　　周晓龙　　郑　毅　　赵文华　　俞光岩　　姜　雯　　顾　晋　　徐志坚
郭启煜　　郭晓蕙　　唐　芹　　陶茂萱　　傅　华　　赖建强　　魏文强　　魏丽惠

前　言

　　党和政府高度重视人民健康,大力推进健康中国建设,强调发挥健康教育作用,促进公众树立科学健康理念、掌握基本健康知识与技能、养成良好的个人卫生习惯。健康教育处方是开展个体化健康教育、精准提供健康教育服务的一种形式,是指导患者进行自我保健和家庭健康管理的一种有效的非药物治疗手段。通过使用健康教育处方,让患者对所患疾病的病因、临床表现、健康危害、日常保健(健康生活方式)等有一个全面、系统的认识,有助于患者更好地了解疾病、遵医嘱治疗和做好日常健康管理,提升健康状况和生活质量。

　　按照国家卫生健康委的要求,为助力推进健康扶贫和健康中国行动,在国家卫生健康委规划司、扶贫办、疾控局、基层司、妇幼司、宣传司的指导下,在国家卫生健康委医管中心、中华医学会、联合国儿童基金会等机构的支持下,中国健康教育中心组织多方面专家开发了《健康教育处方(2020 年版)》。

　　本系列健康教育处方主要覆盖《健康中国行动(2019—2030 年)》《国家基本公共卫生服务项目》《贫困地区健康促进三年攻坚行动方案》涉及的疾病,共 45 种。

　　健康教育处方不能替代医务人员开具的医疗处方,主要供医务人员在诊疗时为患者开展健康教育提供参考。同时,患者可以把健康教育处方带回家,遵医嘱,根据健康教育处方的要求,养成健康的生活方式,做好疾病的日常健康管理。

　　为做好健康教育处方的开发工作,中心成立了包括多名院士在内的专家组,专业领域涉及卫生政策、临床医学、疾病防控、健康教育、健康传播、妇幼卫生、学校卫生、精神卫生、营养学、运动医学等。按照《健康科普信息生成与传播技术指南(试行)》的要求,重点参考权威机构最新发布的行业标准、指南、规范、核心信息等撰写处方内容。开发过程中,经过 10 余次专家研讨,20 余次修改,形成初稿。

　　为了确保《健康教育处方(2020 年版)》的适用性,先后在 13 个省份开展了预试验,征求了 300 多位基层医疗卫生人员和 500 多位患者的意见,然后组织专家进一步修改完善,最后请相关领域权威专家审核定稿。

　　在《健康教育处方(2020 年版)》开发过程中,共有 80 多个机构、200 多位专家先后参与健康教育处方的撰稿、审核、修改和预试验,王陇德院士、陆林院士和许多知名专家给予了指导,在此表示衷心感谢。根据工作需要,我中心还会陆续开发更多病种的健康教育处方。目前健康教育处方开发还处在探索阶段,欢迎大家在使用过程中提出宝贵的意见和建议。不足之处,敬请批评指正。

编 者
2020 年 7 月

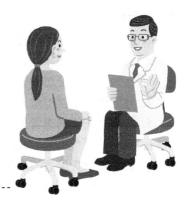

目 录

一、慢性病 ······ 1

  1. 高血压患者健康教育处方 ······ 2

  2. 脑血管病患者健康教育处方 ······ 4

  3. 冠心病患者健康教育处方 ······ 6

  4. 2 型糖尿病患者健康教育处方 ······ 8

  5. 肺癌患者健康教育处方 ······ 10

  6. 食管癌患者健康教育处方 ······ 12

  7. 胃癌患者健康教育处方 ······ 14

  8. 结直肠癌患者健康教育处方 ······ 16

  9. 慢阻肺患者健康教育处方 ······ 18

  10. 重型老年慢性支气管炎患者健康教育处方 ······ 20

  11. 尿毒症患者健康教育处方 ······ 22

  12. 类风湿关节炎患者健康教育处方 ······ 24

  13. 骨关节炎患者健康教育处方 ······ 26

二、传染病和地方病 ······ 29

  1. 肺结核患者健康教育处方 ······ 30

  2. 血吸虫病患者健康教育处方 ······ 32

  3. 包虫病患者健康教育处方 ······ 34

  4. 克山病患者健康教育处方 ······ 36

  5. 大骨节病患者健康教育处方 ······ 38

  6. 碘缺乏病患者健康教育处方 ······ 40

  7. 燃煤污染型地方性氟中毒患者健康教育处方 ······ 42

  8. 饮茶型地方性氟中毒患者健康教育处方 ······ 44

  9. 饮水型地方性氟中毒患者健康教育处方 ······ 46

  10. 地方性砷中毒患者健康教育处方 ······ 48

三、妇女疾病 ·········· 51

1. 乳腺癌患者健康教育处方 ·········· 52
2. 宫颈癌患者健康教育处方 ·········· 54
3. 宫颈癌前病变患者健康教育处方 ·········· 56
4. 外阴阴道假丝酵母菌病患者健康教育处方 ·········· 58
5. 细菌性阴道病患者健康教育处方 ·········· 60
6. 滴虫阴道炎患者健康教育处方 ·········· 62
7. 急性宫颈炎患者健康教育处方 ·········· 64
8. 盆腔炎性疾病患者健康教育处方 ·········· 66
9. 孕期贫血患者健康教育处方 ·········· 68
10. 孕产期抑郁患者健康教育处方 ·········· 70

四、儿童青少年疾病 ·········· 73

1. 儿童先天性心脏病患者健康教育处方 ·········· 74
2. 儿童急性白血病患者健康教育处方 ·········· 76
3. 儿童癫痫患者健康教育处方 ·········· 78
4. 5岁以下儿童营养不良患者健康教育处方 ·········· 80
5. 学龄前儿童肥胖患者健康教育处方 ·········· 82
6. 儿童缺铁性贫血患者健康教育处方 ·········· 84
7. 儿童肺炎患者健康教育处方 ·········· 86
8. 儿童腹泻病患者健康教育处方 ·········· 88
9. 儿童龋病患者健康教育处方 ·········· 90
10. 青少年肥胖患者健康教育处方 ·········· 92
11. 儿童青少年近视患者健康教育处方 ·········· 94
12. 青少年抑郁症患者健康教育处方 ·········· 96

参考文献 ·········· 99

一、慢性病

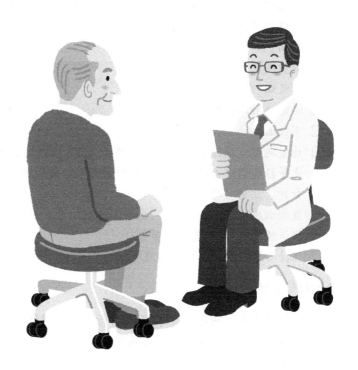

高血压患者健康教育处方

姓名：　　　　　性别：　　　　　年龄：　　　　　诊断：

    高血压是心脑血管疾病最主要的危险因素,容易引发脑卒中、冠心病、心力衰竭、尿毒症等并发症,致残、致死率高。在未使用降压药物的情况下,非同日 3 次测量收缩压≥140mmHg 和 / 或舒张压≥90mmHg,可诊断为高血压。如目前正在使用降压药物,血压虽然低于 140/90mmHg,仍应诊断为高血压。

    高血压主要表现为头晕、头痛、眼花、胸闷、乏力、夜尿多等症状,但有些患者没有自觉症状,因而高血压也被称为"无声杀手"。中年以上人群一定要知道自己的血压水平,特别是在工作紧张、劳累等感觉不舒服时要及时测量血压。

    高血压的主要危险因素包括:高盐饮食、超重和肥胖、身体活动不足、高血脂、吸烟、过量饮酒、长期精神紧张,以及高龄、遗传因素等。

    采取健康生活方式,积极治疗,有助于延缓并发症的发生和发展,减轻心、肾、血管等靶器官的损害,促进身体康复,改善生活质量。

健康指导建议(请关注"□"中打"√"条目)

●健康生活方式

- □ 少吃咸菜、腌制食品,每日食盐量不超过 5 克。
- □ 多吃新鲜蔬菜、水果和豆类等富钾食物。
- □ 少吃肥肉、动物内脏、油饼、油条等高脂肪食物,炒菜少放油。
- □ 保持健康体重,体重指数应控制在 18.5~23.9 千克 / 米^2 [体重指数 = 体重(千克)/身高(米)^2]。
- □ 超重或肥胖者要减轻体重。
- □ 不吸烟(吸烟者戒烟)。
- □ 避免接触二手烟。
- □ 不饮酒。
- □ 适量运动。病情稳定者可在医生指导下,根据自己的身体情况,选择散步、慢跑、快步走等轻度到中等强度(微微出汗)的活动。建议尽量保持每周 5~7 次,每次持续 30~60 分钟。注意运动安全。
- □ 监测血压。定期监测血压,感觉不舒服时要及时测量血压。
- □ 保证睡眠充足,避免过度劳累。
- □ 保持心情舒畅,情绪稳定,减轻精神压力。

●治疗与康复

- □ 遵医嘱坚持长期药物治疗,不要自行停药或调整药物。
- □ 定期复查。在医生指导下定期复查体重、腰围、血压、心率、血糖、血脂等,监测药物不良反应。

☐ 靶器官损害及并发症监测。每年到医院进行高血压靶器官损害及并发症的全面检查，及早发现并及时治疗并发症。

☐ 相关危险因素的处理。合并糖尿病、高血脂等患者应严格控制血糖、血脂。

● 急症处理

☐ 如病情加重，尤其出现下列情况，应尽快到医院就诊：

(1) 收缩压≥180mmHg 和／或舒张压≥110mmHg，出现身体不适的症状。

(2) 意识改变、剧烈头痛或头晕、恶心呕吐、视物模糊、眼痛、心悸、胸闷、喘憋不能平卧，建议使用急救车转诊。

(3) 其他严重情况。

其他指导建议

_____

_____

_____

_____

_____

_____

_____

医生／指导人员签名：　　　　咨询电话：　　　　日期：　　年　　月　　日

高血压患者健康教育处方使用说明

★使用对象：高血压患者。

★使用方法

1. 本处方不能替代医务人员开具的医疗处方，主要用于患者健康生活方式指导。

2. 医务人员应结合患者的病情、健康危险因素等，提供有针对性的健康指导。

脑血管病患者健康教育处方

姓名：　　　　性别：　　　　年龄：　　　　诊断：

  脑血管病泛指脑部血管的各种疾病,发病率高、死亡率高、致残率高。其中脑梗死和脑出血是最常见的类型,主要表现为:言语不清、听不懂别人的讲话、口角歪斜、肢体瘫痪、头晕、走路不稳,严重者可昏迷不醒。脑梗死多在安静状态下发病,头痛少见;脑出血多在清醒或活动状态下起病,伴头痛、恶心、呕吐,部分患者有剧烈头痛。脑出血最常见的是高血压脑出血,发病凶险,病情变化快,复发率比较高。

  脑梗死的主要危险因素包括:长期高血压,冠心病、心房纤颤等,糖尿病、高脂血症,肥胖,吸烟、酗酒、缺乏体力活动、饮食不合理(如长期摄入过多盐、肉、动物油等),以及高龄、遗传因素等。脑出血的主要危险因素包括:长期高血压以及高龄、遗传因素、脑血管畸形、脑肿瘤、服用抗凝药物等。

  采取健康生活方式,积极治疗,有助于身体康复、改善生活质量。

健康指导建议（请关注"□"中打"√"条目）

●健康生活方式

- □ 不吸烟(吸烟者戒烟)。
- □ 避免接触二手烟。
- □ 不饮酒或少饮酒。
- □ 超重或肥胖的患者减轻体重。体重指数应控制在 18.5~23.9 千克 / 米^2 [体重指数 = 体重(千克)/ 身高(米)^2]。
- □ 少吃肥肉、动物内脏等高脂肪食物,炒菜少放油,多吃新鲜蔬菜。
- □ 低盐饮食,患者每日食盐量不超过 5 克。
- □ 坚持慢跑、散步等活动。建议尽量保持每周 3~5 次,每次持续 20~30 分钟,推荐中等强度,具体活动安排应根据自己身体情况而定。
- □ 保持心情舒畅、情绪稳定;避免过度劳累,保证充足睡眠。

●治疗与康复

- □ 遵医嘱服药,不要随意自行停药,如需调整药物,应先咨询医生。
- □ 定期复查。
- □ 脑梗死患者严格控制血脂、血压及血糖。
- □ 脑出血患者平稳控制血压。
- □ 存在后遗症的患者,应在医生的指导下进行适当康复训练。
- □ 防止饮水呛咳导致肺炎。

●**急症处理**

☐ 出现病情加重,尤其是出现下列症状之一,应尽快到附近有条件的医院进行救治。

    (1) 出现脸部左右不对称,口角歪斜。

    (2) 平行举起两只胳膊出现单侧无力。

    (3) 言语不清,表达困难。

其他指导建议

_____

_____

_____

_____

_____

_____

_____

医生/指导人员签名: 咨询电话: 日期: 年   月   日

脑血管病患者健康教育处方使用说明

★**使用对象**:脑梗死、脑出血等脑血管病患者。

★**使用方法**

1. 本处方不能替代医务人员开具的医疗处方,主要用于患者健康生活方式指导。

2. 医务人员应结合患者的病情、健康危险因素等,提供有针对性的健康指导。

冠心病患者健康教育处方

姓名：　　　　性别：　　　　年龄：　　　　诊断：

　　冠心病是指由于冠状动脉发生粥样硬化病变,使管腔狭窄或闭塞,引起心肌缺血、缺氧或坏死而引发的心脏病,严重时可猝死。心绞痛是冠心病最常见的表现。

　　冠心病的主要危险因素包括高血压、血脂异常、糖尿病、肥胖和超重、吸烟、饮食不合理(如高脂肪、高胆固醇、高热量饮食,过量进食等)、心理因素(如抑郁、焦虑、严重失眠等)等。

　　采取健康生活方式,积极治疗,有助于身体康复、改善生活质量。

健康指导建议(请关注"□"中打"√"条目)

●健康生活方式

□ 不吸烟(吸烟者戒烟)。

□ 避免接触二手烟。

□ 不饮酒或少饮酒。

□ 超重或肥胖的患者减轻体重。体重指数应控制在 18.5~23.9 千克/米^2 [体重指数 = 体重(千克)/身高(米)^2]。

□ 少吃肥肉、动物内脏等高脂肪食物,炒菜少放油,多吃新鲜蔬菜。

□ 低盐饮食,患者每日食盐量不超过 5 克。

□ 康复期患者应坚持慢跑、散步等活动。建议尽量保持每周 3~5 次,每次持续 20~30 分钟,推荐中等强度,具体活动安排应根据自己身体情况而定。

□ 急性期患者好转出院后,可从每天身体活动 10 分钟开始,逐渐增加运动时间。

□ 保持心情舒畅、情绪稳定;避免过度劳累,保证充足睡眠。

●治疗与康复

□ 长期药物治疗:遵医嘱坚持长期药物治疗,即使在置入支架后仍需长期服药,不要随意自行停药,如需调整药物,应先咨询医生。

□ 急救药物随身带:随身携带硝酸甘油、消心痛、速效救心丸等急救药物。

□ 定期复查:在医生指导下定期复查心率、血压、血脂和血糖等,监测药物不良反应。

□ 危险因素控制:合并高血压、糖尿病、血脂异常等患者应控制血压、血糖、血脂等指标。

●急症处理

□ 出现病情加重,尤其是出现下列症状之一,应尽快到附近有条件的医院进行救治。

　(1)胸痛程度加重,持续时间延长,持续 20 分钟以上提示可能心肌梗死。

　(2)轻体力活动甚至休息状态下胸痛发作。

(3) 经休息或含服硝酸甘油等急救药物,胸痛不缓解。

(4) 活动时喘息异常或平卧位呼吸困难。

其他指导建议

_____

_____

_____

_____

_____

_____

_____

医生/指导人员签名:　　　　咨询电话:　　　　日期:　　　年　　月　　日

冠心病患者健康教育处方使用说明

★使用对象:冠心病患者。

★使用方法

　1. 本处方不能替代医务人员开具的医疗处方,主要用于患者健康生活方式指导。

　2. 医务人员应结合患者的病情、健康危险因素等,提供有针对性的健康指导。

2 型糖尿病患者健康教育处方

姓名：　　　　　性别：　　　　　年龄：　　　　　诊断：

2 型糖尿病是由于胰岛素分泌和 / 或作用缺陷引起的以血糖升高为特征的代谢病。糖尿病的典型症状是"三多一少"(多饮、多食、多尿、体重减轻)，不典型症状有皮肤瘙痒、反复感染、疲倦乏力、伤口不容易愈合等；有些患者无明显症状。糖尿病患者常伴有脂肪、蛋白质代谢异常，长期高血糖可引起眼、心、血管、肾、神经等多种器官损害或功能衰竭，导致残疾或者过早死亡。糖尿病常见并发症包括卒中、心肌梗死、视网膜病变、糖尿病肾病、糖尿病足等。

糖尿病主要的危险因素包括不合理饮食(如高热量饮食、高盐饮食等)、缺乏运动、超重和肥胖、高血压、高血脂、吸烟、过量饮酒、长期精神紧张以及年龄增长、遗传等。

采取健康生活方式，积极治疗，有助于控制血糖，延缓并发症的发生发展，改善生活质量。

健康指导建议(请关注"□"中打"√"条目)

●健康生活方式

□ 控制总热量摄入。营养均衡，少食多餐，合理分配每餐饮食。

□ 清淡饮食。少盐少油少糖，每日食盐量不超过 5 克。

□ 保持健康体重，体重指数应控制在 18.5~23.9 千克 / 米^2[体重指数 = 体重(千克)/身高(米)^2]。

□ 超重或肥胖者要减轻体重。

□ 血糖稳定、没有严重并发症的患者，可在医生指导下进行散步、快走、慢跑等轻度到中等强度的活动，每周 5~7 次，每次持续 30~60 分钟。

□ 运动中如出现乏力、头晕、心慌、胸闷、出虚汗等不适，足部红肿破溃、行走疼痛等，应立即停止运动并原地休息。如休息后仍不缓解，应及时就医。

□ 不吸烟(吸烟者戒烟)。

□ 避免接触二手烟。

□ 不饮酒。

□ 避免过度劳累，保证睡眠充足。

□ 保持心情舒畅、情绪稳定，减轻精神压力。

●治疗与康复

□ 长期药物治疗。遵医嘱坚持长期药物治疗，不要自行停药或调整药物。

□ 监测血糖。使用口服降血糖药物的患者每周监测 2~4 次空腹血糖和餐后 2 小时血糖。使用胰岛素的患者还需要监测餐前及睡前血糖。运动前后要监测血糖变化。

□ 定期复查。遵医嘱定期到医院复查血糖、血压、心率、血脂、糖化血红蛋白等指标，监测药物不良反应。

□ 监测并发症。定期到医院进行糖尿病并发症的全面筛查,及早发现糖尿病并发症并及时治疗。

□ 危险因素控制。合并高血压、高血脂等患者应控制血压、血脂。

□ 随身携带急救物品。随身携带葡萄糖糖块、糖果、饼干等预防低血糖的食物,携带有姓名、联系电话等信息的紧急联系卡。

●急症处理

□ 如病情加重,尤其出现下列情况,应尽快到医院就诊:

(1) 血糖≥16.7mmol/L 或血糖≤3.0mmol/L,因呕吐不能饮水或神志不清。

(2) 血压收缩压≥180mmHg 和 / 或舒张压≥110mmHg。

(3) 出现不明原因的恶心、呕吐、腹痛、腹泻、神志改变、昏迷。尤其是呼吸中有烂苹果味,血压低而尿量增多或少尿,且血糖≥16.7mmol/L。

(4) 持续性心动过速(心率超过 100 次 / 分)。

(5) 合并感染。

(6) 视力骤降。

(7) 足部破损或溃疡。

(8) 其他严重情况。

其他指导建议

_____

_____

_____

_____

_____

_____

_____

医生 / 指导人员签名: 咨询电话: 日期: 年   月   日

2 型糖尿病患者健康教育处方使用说明

★使用对象:2 型糖尿病患者。

★使用方法

1. 本处方不能替代医务人员开具的医疗处方,主要用于患者健康生活方式指导。

2. 医务人员应结合患者的病情、健康危险因素等,提供有针对性的健康指导。

肺癌患者健康教育处方

姓名：　　　　　性别：　　　　　年龄：　　　　　诊断：

　　肺癌是目前我国常见的恶性肿瘤之一,主要症状为咳嗽、咯血、胸痛、憋气等,有时也表现为头痛、头晕、骨痛等。部分患者无明显症状。

　　肺癌的主要危险因素包括吸烟、被动吸烟,空气污染(包括厨房油烟、装修材料污染等室内空气污染),长期吸入石棉、石英粉等,患慢性支气管炎、肺结核等呼吸系统疾病,以及有肺癌家族史等。

　　采取健康生活方式,积极治疗和康复训练,有助于改善生活质量。

健康指导建议(请关注"□"中打"√"条目)

●健康生活方式

□ 不吸烟(吸烟者戒烟)。

□ 避免接触二手烟。

□ 不饮酒。

□ 烧柴草、煤炭、木炭做饭时,应注意通风;通风条件不好时需改善排烟设施。

□ 接触粉尘、烟雾及刺激性气体时,应戴口罩等个人防护用品,做好个人防护。

□ 雾霾天外出注意戴口罩。

□ 注意居室通风,注意保暖,防止受凉,避免呼吸道感染。

□ 食物多样,多吃新鲜蔬菜、水果、奶类、豆制品,适量吃鱼、禽、蛋、瘦肉。

□ 身体状况允许时可在医生指导下进行散步、慢跑等活动,以不引起明显的劳累和呼吸困难为宜。

□ 避免过度劳累,保证睡眠充足。

□ 保持心情舒畅、情绪稳定,减轻精神压力。

●治疗与康复

□ 严格遵医嘱用药,口服化疗药避免漏服、多服。

□ 口服靶向抗肿瘤药物时,不要食用西柚(又名葡萄柚),以免影响药物代谢。

□ 接受治疗期间和治疗后,根据病情和医生建议密切观察血常规、电解质及肝肾功能情况,及其他不良反应,如有异常情况及时就诊。

□ 患者诊断后应长期随诊,根据医生建议定期复查。

●急症处理

□ 如病情加重,尤其是出现下列情况,应尽快到医院就诊:

　　(1)咯血,尤其是连续咳出鲜血痰。咯血量大时应避免仰卧,防止误吸。

　　(2)憋气明显加重,尤其是合并发热或限制日常活动时。

(3) 头痛、头晕，尤其是合并出现恶心、呕吐、走路不稳、失语等症状时。

(4) 出现意识障碍或昏迷。

(5) 出现严重电解质紊乱(如低血钾、低血钠等)的症状,如乏力、腹胀、心悸、反应迟钝、嗜睡,甚至昏迷等。

(6) 化疗后出现严重骨髓抑制,如白细胞减少、中性粒细胞减少、血小板减少、贫血等,或伴有发热、呼吸困难、心慌、喘憋、皮肤散在的出血点等症状。

(7) 发热,尤其是体温高于38℃。

(8) 其他严重情况。

其他指导建议

_____

_____

_____

_____

_____

_____

_____

医生/指导人员签名: 咨询电话: 日期: 年   月   日

肺癌患者健康教育处方使用说明

★使用对象:肺癌患者。

★使用方法

1. 本处方不能替代医务人员开具的医疗处方,主要用于患者健康生活方式指导。

2. 医务人员应结合患者的病情、健康危险因素等,提供有针对性的健康指导。

食管癌患者健康教育处方

姓名：   性别：   年龄：   诊断：

食管癌是常见的消化道恶性肿瘤之一。食管癌的主要症状包括胸骨后不适、有烧灼感及针刺感或牵拉样痛，打嗝、进食疼痛、吞咽困难等。

食管癌的危险因素主要包括：吃饭过快，常吃粗糙、过硬、过热的食物以及腌制、霉变食物等，缺乏维生素和微量元素，吸烟，长期大量饮酒，超重、肥胖，患贲门失弛缓症、胃食管反流病等慢性食管疾病，以及遗传因素，等等。

采取健康生活方式，积极治疗和康复训练，有助于改善生活质量。

健康指导建议（请关注"□"中打"√"条目）

●健康生活方式

□ 不吸烟（吸烟者戒烟）。

□ 避免接触二手烟。

□ 不饮酒。

□ 食物多样，多吃新鲜蔬菜、水果、奶类、豆制品，适量吃鱼、禽、蛋、瘦肉。

□ 不吃过冷、过热、过硬食物，少吃油炸、辛辣食物。

□ 不吃霉变食物，少吃烟熏和腌制肉制品。

□ 细嚼慢咽，少食多餐，饭后漱口，防止残存食物引起食管黏膜水肿或感染。

□ 避免过度疲劳，保证睡眠充足。

□ 身体状况允许时可在医生指导下进行适量运动，以不引起劳累和不适为宜。

□ 保持心情舒畅，情绪稳定，减轻精神压力。

●治疗与康复

□ 需要长期药物治疗者严格按照医嘱服药，口服化疗药避免漏服、多服。

□ 手术后患者应在医生的指导下进行适当地康复训练，鼓励尽早下床活动。

□ 接受治疗期间和治疗后，根据病情和医生建议密切观察血常规、电解质、肝肾功能、肿瘤相关指标变化情况，及其他不良反应，如有异常及时就诊。

□ 治疗结束后，患者定期复查，如果出现前胸、后背疼痛，腋下、锁骨上淋巴结肿大，声音嘶哑等情况，要及时到医院复诊。

●急症处理

□ 如病情加重，尤其是出现下列情况，应尽快到医院就诊：

（1）剧烈呕吐或呕血。

（2）术后患者出现剧烈的持续性咳嗽，或憋气、严重呼吸困难。

（3）晕厥或昏迷。

(4) 出现严重电解质紊乱(如低血钾、低血钠等)的症状,如乏力、腹胀、心悸、反应迟钝、嗜睡,甚至昏迷等。

(5) 化疗后出现严重骨髓抑制,如白细胞减少、中性粒细胞减少、血小板减少、贫血等,或伴有发热、呼吸困难、心慌、喘憋、皮肤散在的出血点等症状。

(6) 其他严重情况。

其他指导建议

_____

_____

_____

_____

_____

_____

_____

医生/指导人员签名:　　　　咨询电话:　　　　日期:　　年　月　日

食管癌患者健康教育处方使用说明

★使用对象:食管癌患者。

★使用方法

1. 本处方不能替代医务人员开具的医疗处方,主要用于患者健康生活方式指导。

2. 医务人员应结合患者的病情、健康危险因素等,提供有针对性的健康指导。

胃癌患者健康教育处方

姓名：　　　　性别：　　　　年龄：　　　　诊断：

　　胃癌是最常见的消化道恶性肿瘤之一。早期胃癌多无症状，或仅有一些不典型症状；随着病情发展，出现上腹痛、食欲差、厌食和体重减轻等症状，也可能出现吞咽困难、恶心、呕吐、呕血、黑便等。

　　胃癌的主要危险因素包括：食盐过多，经常吃咸菜、腌制烟熏食物及霉变食物，吸烟及长期大量饮酒，幽门螺杆菌感染，患肠化生、慢性萎缩性胃炎、胃溃疡、胃息肉，手术后残胃，肥厚性胃炎，恶性贫血等疾病，以及年龄增长和有家族遗传史等。

　　采取健康生活方式，积极治疗和康复训练，有助于改善生活质量。

健康指导建议（请关注"□"中打"√"条目）

●健康生活方式

□ 不吸烟(吸烟者戒烟)。

□ 避免接触二手烟。

□ 不饮酒。

□ 每日食盐量不超过5克。

□ 食物多样，多吃新鲜蔬菜、水果、豆制品，适量吃鱼、禽、蛋、瘦肉。

□ 避免吃过硬和酸性食物。

□ 不吃霉变食物，少吃烟熏和腌制肉制品。

□ 提倡分餐或使用公筷。

□ 餐前便后洗手。

□ 保持健康体重，体重指数应控制在18.5~23.9千克/米^2 [体重指数=体重(千克)/身高(米)^2]。

□ 避免过度疲劳，保证充足睡眠。

□ 身体状况允许时可在医生指导下进行适量运动，以不引起劳累和不适为宜。

□ 保持心情舒畅、情绪稳定，减轻精神压力。

●治疗与康复

□ 需要长期药物治疗者严格按照医嘱服药，口服化疗药避免漏服、多服。

□ 接受治疗期间和治疗后，根据病情和医生建议密切观察血常规、电解质、肝肾功能、肿瘤相关指标变化情况，及其他不良反应，如有异常情况及时就诊。

□ 按照医生建议规律复查；如有不适或原有症状恶化，及时就诊。

●急症处理

□ 如病情加重，尤其是出现下列情况，应尽快到医院就诊：

(1) 出现腹胀,不能排便、排气。

(2) 恶心、呕吐、腹泻或进行性加重的症状,无法自行缓解。

(3) 呕血或黑便。

(4) 胸闷进行性加重,无法缓解。

(5) 出现严重的手足皮肤反应、口腔黏膜炎、发热、手足麻木等。

(6) 出现严重电解质紊乱(如低血钾、低血钠等)的症状,如乏力、腹胀、心悸、反应迟钝、嗜睡,甚至昏迷等。

(7) 化疗后出现严重骨髓抑制,如白细胞减少、中性粒细胞减少、血小板减少、贫血等,或伴有发热、呼吸困难、心慌、喘憋、皮肤散在的出血点等症状。

(8) 其他严重情况。

其他指导建议

_____

_____

_____

_____

_____

_____

_____

_____

医生 / 指导人员签名:　　　　咨询电话:　　　　日期:　　年　　月　　日

胃癌患者健康教育处方使用说明

★使用对象:胃癌患者。

★使用方法

1. 本处方不能替代医务人员开具的医疗处方,主要用于患者健康生活方式指导。

2. 医务人员应结合患者的病情、健康危险因素等,提供有针对性的健康指导。

结直肠癌患者健康教育处方

姓名：　　　　　性别：　　　　　年龄：　　　　　诊断：

结直肠癌是我国常见的消化道恶性肿瘤之一。早期结直肠癌可能无明显症状,随着病情发展,会出现排便次数明显增加或减少,大便性状改变(变细、血便、黏液便等),腹痛或腹部不适,腹部肿块,肠梗阻,以及不明原因贫血,消瘦、乏力、低热等症状。

结直肠癌的主要危险因素包括长期大量饮酒、吸烟,过多食用肉类及加工肉类食品,膳食纤维摄入不足,缺乏体力活动,久坐,肥胖,经常便秘,有腺瘤、息肉、溃疡性结肠炎、克罗恩病等病史,有结直肠癌或肠息肉家族史,有家族性腺瘤性息肉病、遗传性非息肉性大肠癌(林奇综合征)等遗传综合征等。

定期进行大便潜血、直肠指诊及肠镜等相关检查(筛查),早诊断,早治疗,可提高患者长期生存率。采取健康生活方式,积极治疗和康复训练,有助于改善生活质量。

健康指导建议(请关注"□"中打"√"条目)

●健康生活方式

□ 不吸烟(吸烟者戒烟)。

□ 避免接触二手烟。

□ 不饮酒。

□ 食物多样,多吃新鲜蔬菜水果,适量食用鸡肉、鱼肉等。

□ 不吃霉变食物,少吃辛辣食物、烟熏和腌制肉制品。

□ 肠道功能完整的患者可多吃粗粮、豆类等富含膳食纤维的食物。

□ 保持健康体重,避免肥胖,不暴饮暴食。

□ 避免久坐、久卧,身体状况允许时可在医生指导下进行适量运动,但以不引起劳累和不适为宜。

□ 避免过度疲劳,保证充足睡眠。

□ 保持心情舒畅、情绪稳定,减轻精神压力。

●治疗与康复

□ 化疗期间:药物治疗者按照医嘱服药,避免漏服、多服口服化疗药。

□ 接受治疗期间和治疗后,根据病情和医生建议密切观察血常规、电解质、肝肾功能和肿瘤相关指标变化情况以及其他不良反应,如有异常情况及时就诊。

□ 术后患者应在医生的指导下进行规范的辅助治疗和康复训练,并遵医嘱定期复查。

●急症处理

□ 如病情加重,尤其是出现下列情况,应尽快到医院就诊:
(1) 出现腹痛或发热。

(2) 出现便血、黑便。

(3) 出现腹胀,不能排便、排气,恶心或呕吐。

(4) 出现严重电解质紊乱(如低血钾、低血钠等)的症状,如乏力、腹胀、心悸、反应迟钝、嗜睡,甚至昏迷等。

(5) 化疗后出现严重骨髓抑制,如白细胞减少、中性粒细胞减少、血小板减少、贫血等,或伴有发热、呼吸困难、心慌、喘憋、皮肤散在的出血点等症状。

(6) 出现急性消化道出血如便血,无法控制。

(7) 其他严重情况。

其他指导建议

_____

_____

_____

_____

_____

_____

_____

医生 / 指导人员签名:　　　　咨询电话:　　　　日期:　　　年　　月　　日

结直肠癌患者健康教育处方使用说明

★使用对象:结直肠癌患者。

★使用方法

1. 本处方不能替代医务人员开具的医疗处方,主要用于患者健康生活方式指导。

2. 医务人员应结合患者的病情、健康危险因素等,提供有针对性的健康指导。

慢阻肺患者健康教育处方

姓名：　　　　　性别：　　　　　年龄：　　　　　诊断：

慢阻肺是慢性阻塞性肺疾病的简称，是一种可防、可治的慢性呼吸系统疾病。该病危害大，影响患者生活质量和劳动能力，严重者会因呼吸衰竭、肺心病而死亡。主要症状包括慢性咳嗽、咳痰、喘憋，可以只存在一个或同时存在多个症状，疾病早期可以没有任何症状。致病因素主要包括吸烟（最重要的发病因素）、接触职业粉尘和化学物质、大气污染、室内污染、呼吸道感染等。

采取健康生活方式，积极治疗，有助于身体康复、改善生活质量。

健康指导建议（请关注"□"中打"√"条目）

●健康生活方式

□ 不吸烟（吸烟者戒烟）。

□ 避免接触二手烟。

□ 不饮酒。

□ 烧柴草、煤炭、木炭做饭时，注意通风，改善排烟设施。

□ 接触烟雾、粉尘及刺激性气体的职业，应注意劳动防护，如戴口罩。

□ 雾霾天外出注意戴口罩。

□ 注意保暖，防止受凉，注意通风，避免呼吸道感染。

□ 合理饮食，少吃多餐，避免吃得过饱。少吃容易导致腹胀的食品。

□ 消瘦者注意补充蛋类、瘦肉等优质蛋白。

□ 如无禁忌（心力衰竭、肾衰竭等），尽量保证水分摄入，不要等到口渴再喝水，水分不足会导致痰变黏稠不易咳出。

□ 可进行散步、慢跑等活动，但以不引起明显的呼吸困难为基础。

●治疗与康复

□ 遵医嘱坚持长期用药，不可随意停药。维持长期治疗有助于改善生活质量，减少慢阻肺急性加重次数，降低死亡风险。

□ 患者应每半年左右到医院进行肺功能等检查，了解病情进展。肺功能检查对慢阻肺的诊断、严重度评价、疾病进展、预后及治疗反应均有重要意义。

□ 平时可进行科学的呼吸运动，改善通气功能。

（1）腹式呼吸：可采用卧位、坐位、立位练习，吸气时腹部鼓起，呼气时腹部内收，每次10~15分钟，每日 2~3 次或更多（图1）。

（2）缩唇呼吸：闭口经鼻吸气，缩唇做吹口哨样缓慢呼气 4~6 秒，使肺内气体尽量呼出（图2）。

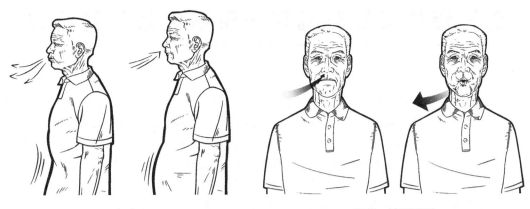

图1 腹式呼吸   图2 缩唇呼吸

● **急症处理**

☐ 急性加重

短期内出现咳嗽、咳痰或喘憋症状加重时,减少活动,尽快联系医生或到附近医院就诊,严重者尽快拨打急救电话。

☐ 并发症

当出现呼吸困难加重或嘴唇发紫、腿肿、腹胀、食欲差、胸痛、头晕、头疼或昏迷等症状时,提示存在并发症,应尽快就诊。

其他指导建议

_____

_____

_____

_____

_____

_____

医生/指导人员签名: 咨询电话: 日期: 年 月 日

慢阻肺患者健康教育处方使用说明

★使用对象:慢阻肺患者。

★使用方法

1. 本处方不能替代医务人员开具的医疗处方,主要用于患者健康生活方式指导。

2. 医务人员应结合患者的病情、健康危险因素等,提供有针对性的健康指导。

重型老年慢性支气管炎患者健康教育处方

姓名：　　　　性别：　　　　年龄：　　　　诊断：

慢性支气管炎俗称"老慢支"，是气管、支气管黏膜及其周围组织的慢性炎症。该病会影响患者生活质量和劳动能力，严重者会发展为"慢阻肺"，进而可能因呼吸衰竭、肺心病而死亡。主要表现为：反复发作的咳嗽、咳痰或伴有喘息，每年发作时间超过3个月，持续2年以上。症状常在冬季或气候变化时加重。主要危险因素包括：吸烟（最重要的发病因素）、接触职业粉尘和化学物质、大气污染、室内污染、呼吸道感染等。

采取健康生活方式，积极治疗，有助于身体康复、改善生活质量。

健康指导建议（请关注"□"中打"√"条目）

●健康生活方式

□ 不吸烟（吸烟者戒烟）。

□ 避免接触二手烟。

□ 不饮酒。

□ 烧柴草、煤炭、木炭做饭时，注意通风、改善排烟设施。

□ 接触烟雾、粉尘及刺激性气体的职业，应注意劳动防护，如戴口罩。

□ 雾霾天外出注意戴口罩。

□ 注意保暖，防止受凉，注意通风，避免呼吸道感染。

□ 合理饮食，消瘦者注意补充蛋类、瘦肉等优质蛋白。

□ 可进行散步、慢跑等活动，但以不引起明显的呼吸困难为基础。

●治疗与康复

□ 遵医嘱服药。

□ 诊断后长期随诊。每年做一次肺功能检查，筛查是否患有慢性阻塞性肺疾病。

●急症处理

□ 急性加重

　　痰量增多、黏稠可口服化痰药；痰为黄脓性需及时就诊；喘息加重时，减少活动，尽快联系医生或到附近医院就诊，严重者尽快拨打急救电话。

□ 并发症

　　当出现呼吸困难加重或嘴唇发紫、腿肿、腹胀、食欲差、胸痛、头晕、头疼或昏迷等症状时，提示存在并发症，应尽快就诊。

_____

_____

_____

_____

_____

_____

_____

医生 / 指导人员签名：　　　　咨询电话：　　　　日期：　　年　　月　　日

重型老年慢性支气管炎患者健康教育处方使用说明

★使用对象：重型老年慢性支气管炎患者。

★使用方法

　1. 本处方不能替代医务人员开具的医疗处方，主要用于患者健康生活方式指导。

　2. 医务人员应结合患者的病情、健康危险因素等，提供有针对性的健康指导。

尿毒症患者健康教育处方

姓名：　　　　　性别：　　　　　年龄：　　　　　诊断：

尿毒症(又称"**终末期肾病**")是由多种慢性肾脏疾病导致的最严重的肾功能损伤。常见症状包括乏力、食欲差、恶心、皮肤苍白和瘙痒、尿量减少、水肿、高血压、呼吸困难等多种全身症状。

尿毒症主要治疗方法包括非透析治疗、血液净化(血液透析、腹膜透析)和肾移植。采取健康生活方式，积极治疗，有助于改善生活质量。

健康指导建议(请关注"□"中打"√"条目)

●健康生活方式

□ 低盐饮食，每日食盐量不超过5克。

□ 高钾血症患者，建议低钾饮食。少吃或不吃橘子、香蕉、芒果、干果、胡萝卜、土豆等含钾较高的水果及食物。如服用中药应监测血钾水平。

□ 低嘌呤饮食。不吃或少吃海鲜、动物内脏及坚果类食物，不喝啤酒，不喝或少喝浓汤。

□ 低磷饮食。限制肉类、菌类、蛋黄、坚果等含磷高的食物，不吃罐头等深加工食品。遵医嘱服用磷结合剂。

□ 遵医嘱控制蛋白质摄入量。以鱼、禽、蛋、瘦肉、奶类、豆制品等优质蛋白为主。

□ 尿少、水肿患者，应控制饮水量，每日饮水量不超过500毫升。

□ 每日早晨测量并记录体重。测量时应空腹、排空大小便。如短期内体重增长过快，可能存在水钠潴留，应限盐限水，并及时就医。

□ 在医生指导下，根据自己身体情况，选择太极拳、散步、快走、慢跑、广场舞等轻度至中等强度的活动，每周3~5次，每次持续20~45分钟。

□ 不吸烟(吸烟者戒烟)。

□ 避免接触二手烟。

□ 不饮酒。

□ 保证睡眠充足，避免疲劳，防止感染，保持心情舒畅。

□ 未得过乙肝、且乙肝表面抗体阴性的患者，应接种乙肝疫苗。

●治疗与康复

□ 遵医嘱服药，不要自行停药或调整药物。

□ 定期复查。在医生指导下，定期复查血常规、生化、传染病等指标以及心脏彩超等特殊检查，根据评估结果和病情变化，及时调整治疗方案。

□ 非透析患者:遵医嘱定期复查，根据需要调整用药。必要时遵医嘱做好透析准备。

□ 血液透析患者:遵医嘱规律透析(通常每周3次、每次4小时左右)，透析中如出现身体不适，要及时告知医护人员。

□ 腹膜透析患者:遵医嘱规律透析，每日定时更换腹膜透析液，严格无菌操作。如发现腹透液引流不畅，或出现身体不适，要及时告知医护人员。

□ 保护透析通路——动静脉内瘘或人造血管内瘘：每日及透析前用温肥皂水清洗内瘘皮肤一次；每日检查内瘘有无振动、杂音；不抓、挠内瘘；避免在内瘘侧上肢抽血、输液或测量血压；内瘘侧不穿袖口紧的衣服，手腕不要戴首饰；睡觉时不要压迫内瘘侧的肢体，不用内瘘侧肢体提重物；警惕腹泻脱水、低血压、低血糖。

□ 保护透析通路——中央静脉导管：可以使用保护膜或保护袋覆盖导管及外口后淋浴；不要牵拉导管及敷料；定期换药，防止穿刺部位感染；避免用酒精擦拭导管。

□ 保护透析通路——腹膜透析导管：每1~2天护理导管出口处皮肤一次，防止感染；不要牵拉或剪断导管；如导管出口处的皮肤出现红肿、疼痛、渗液等异常现象，应及时就医。

●急症处理

□ 如病情加重，尤其是出现下列情况，应尽快到医院就诊：

(1) 轻微活动后呼吸困难或平卧位呼吸困难。

(2) 脉搏突然变快、变慢或者手指麻木。

(3) 新增加药物（尤其是使用青霉素类、头孢类或喹诺酮类抗生素）之后，出现意识障碍或精神症状。

(4) 动静脉内瘘震颤消失。

(5) 腹膜透析患者出现腹痛合并腹透液浑浊或颜色变红。

(6) 腹膜透析患者腹透管堵塞。

(7) 其他任何急症临床表现，如不能缓解的高热、胸闷、胸痛、头痛、意识改变、腹痛、恶心、呕吐等。

(8) 其他严重情况。

其他指导建议

_____

_____

_____

_____

_____

医生／指导人员签名：　　　咨询电话：　　　日期：　　　年　　月　　日

尿毒症患者健康教育处方使用说明

★使用对象：尿毒症患者。

★使用方法

1. 本处方不能替代医务人员开具的医疗处方，主要用于患者健康生活方式指导。

2. 医务人员应结合患者的病情、健康危险因素等，提供有针对性的健康指导。

类风湿关节炎患者健康教育处方

姓名：　　　　性别：　　　　年龄：　　　　诊断：

　　类风湿关节炎，常被简称为"类风湿"，是一种常见的以损害周围关节(如手指、脚趾等部位的关节)为主的自身免疫病。多见于中青年女性，主要表现为对称性、慢性、进行性多关节炎，随病情进展，造成关节软骨、骨和关节囊破坏，最终导致关节畸形和功能丧失，严重影响患者的生活与健康。

　　类风湿关节炎的病因尚不明确，一般认为是反复感染、寒冷刺激、疲劳及遗传、内分泌等因素导致身体免疫系统出现异常，产生针对自身组织的免疫攻击而出现关节病变等。

　　采取健康生活方式，积极治疗，有助于身体康复、改善生活质量。

健康指导建议(请关注"□"中打"√"条目)

●健康生活方式

□ 注意保暖，减少寒冷刺激。

□ 不吸烟(吸烟者戒烟)。

□ 避免接触二手烟。

□ 不饮酒。

□ 注意饮食卫生，避免增加胃肠道负担的饮食(如过于油腻、太辣的食物)。

□ 适当增加优质蛋白质比例(如蛋类、瘦肉)。

□ 超重肥胖者控制膳食总量，避免体重增加，加重关节负担。

□ 休息与放松。短时休息或睡眠可以缓解类风湿关节炎引起的乏力、关节僵痛；避免紧张、焦虑，保持良好的心态，有助于关节和全身情况好转。

●治疗与康复

□ 在风湿免疫专科医师指导下，坚持长期治疗。

□ 在治疗初期应该至少每月复诊一次，病情控制稳定后每3~6个月复诊一次，以便及时调整治疗方案，有效控制疾病。

□ 自我关节防护。日常生活中应注意关节保护，尤其双手关节保护。需要注意以下几点：

(1) 活动时使用大关节，比如把拎包改为挎包；用手持物时，尽可能用双手，比如双手端锅。

(2) 加大把持物握柄，比如在牙刷把上缠绕纱布，方便握持。

(3) 避免掌指关节弯曲、指关节伸直的动作，如起床时用手掌撑起，避免只用手指。

(4) 能推不提，比如推车买菜。

(5) 尽量坐有靠背的椅子，避免长久站立。

(6) 久坐、平卧后，先活动关节，再起身。

□ 适当运动。类风湿关节炎患者应该参加锻炼。规律锻炼有助于减轻关节炎所致的疼痛，运动方式以保持关节灵活性和肌肉强度为主。

(1) 锻炼项目：根据个人关节病情严重程度选择适合自己的锻炼方式，比如简单的保持关节灵活性的手指活动和上肢运动；能改善心肺功能和肌肉力量的有氧运动，如散步、骑自行车和游泳。避免对关节形成高冲击性的运动，如跑步、打篮球等。

(2) 锻炼的量：每日锻炼约30~40分钟（可分成几次完成），一周锻炼多日。运动量应该从轻缓开始、缓慢增加。运动开始前应进行适当的热身运动，如缓慢步行、原地踏步或拉伸肌肉。

(3) 运动保护：锻炼时通过以下方式保护关节：如有髋关节、膝关节、足部或踝关节问题，尽可能在平整的路面上行走，避免爬坡、爬楼梯；穿着可支持足部并提供缓冲的鞋子，如带有气垫的运动鞋；如果出现运动时疼痛，应停止或改变活动方式；避免进行扭转关节的活动；穿戴膝部支具或其他支持设备。

● 急症处理

□ 如果病情加重，或正常服用抗风湿药物过程中出现发热、黑便、长期干咳（尤其活动后加重）、多发口腔溃疡、关节僵硬或肿痛持续加重等情况，应及时就诊。

其他指导建议

医生／指导人员签名：　　　　咨询电话：　　　　日期：　　　年　　月　　日

类风湿关节炎患者健康教育处方使用说明

★使用对象：类风湿关节炎患者。

★使用方法

1. 本处方不能替代医务人员开具的医疗处方，主要用于患者健康生活方式指导。

2. 医务人员应结合患者的病情、健康危险因素等，提供有针对性的健康指导。

骨关节炎患者健康教育处方

姓名：　　　　　性别：　　　　　年龄：　　　　　诊断：

骨关节炎是多种因素引起的关节软骨损伤、破坏导致的关节疾病。最常见的症状是关节疼痛和僵硬，久坐后起立活动时症状明显，活动后稍缓解，但活动过量后又会再加重。

骨关节炎主要危险因素包括：肥胖、关节软骨损伤、膝关节畸形、长时间寒冷阴湿环境等。年龄越大患病可能性越大，女性患病风险是男性的2~3倍。

采取健康生活方式，积极治疗，有助于身体康复、改善生活质量。

健康指导建议（请关注"□"中打"√"条目）

●健康生活方式

□ 控制体重：超重或肥胖患者应通过健康饮食、合理的运动锻炼控制体重。

□ 身体活动：除了关节肿胀时需要限制活动外，骨关节炎患者应积极进行身体活动。要注意选择合适的运动方式，走平缓的路，少走陡坡。尽量减少爬山、爬楼、蹲起、提重物、长距离行走。

□ 注意保暖，减少寒冷刺激。

□ 不吸烟（吸烟者戒烟）。

□ 避免接触二手烟。

●治疗与康复

□ 遵医嘱服药。

□ 外用膏药可根据具体情况使用，注意避免皮肤过敏。

□ 可以局部热敷（如用热水袋等），但关节肿胀积液期不建议使用。

□ 康复锻炼

(1) 关节活动范围锻炼：膝关节伸直和弯曲的锻炼每天做100次，保持关节灵活运动。

(2) 肌肉锻炼：将腿绷直抬腿，坚持5~10秒放下。建议每天练习100次。

(3) 步行：简单易行，是耐力锻炼的首选。

(4) 骑车：膝关节负重少，能增强肌肉力量。

●急症处理

□ 因劳累或受凉等情况可能会出现关节肿胀、疼痛等症状急性加重，这时应休息，减少行走、提重物等活动，可以冰敷、外用消炎止痛软膏，必要时可口服消炎止疼药。如果病情加重，及时就医。

其他指导建议

_____

_____

_____

_____

_____

_____

_____

医生/指导人员签名：　　　咨询电话：　　　日期：　　年　月　日

骨关节炎患者健康教育处方使用说明

★**使用对象**：骨关节炎患者。

★**使用方法**

1. 本处方不能替代医务人员开具的医疗处方，主要用于患者健康生活方式指导。

2. 医务人员应结合患者的病情、健康危险因素等，提供有针对性的健康指导。

二、传染病和地方病

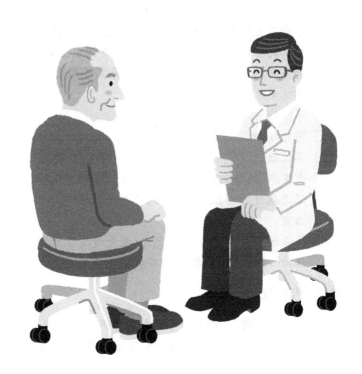

肺结核患者健康教育处方

姓名：　　　　　性别：　　　　　年龄：　　　　　诊断：

　　肺结核是一种由结核分枝杆菌引起的严重危害健康的慢性传染病，主要通过呼吸道传播。肺结核的主要症状有咳嗽、咳痰，还会伴有痰中带血、午后低热、夜间盗汗、体重减轻、呼吸困难等症状。出现肺结核可疑症状应及时到当地结核病定点医疗机构就诊。经全程规范治疗，绝大多数肺结核患者可以治愈。如不规范治疗，容易产生耐药结核。一旦耐药，治愈率低、治疗费用高、社会危害大。

　　影响肺结核发病和传播的主要因素包括：与传染性肺结核患者密切接触；出现咳嗽、咳痰 2 周以上等肺结核可疑症状不及时去医院检查；患了肺结核不按医嘱坚持治疗，擅自停药；吸烟；居室环境通风不良；免疫力低下（如高龄、营养不良人群，艾滋病病毒感染者，糖尿病患者等）。

　　采取健康生活方式，积极治疗，有助于身体康复，改善生活质量。

健康指导建议（请关注"□"中打"√"条目）

●健康生活方式

□ 居家治疗的肺结核患者，应当尽量与家人分室居住，保持居室通风。

□ 不随地吐痰，痰液吐在有消毒液（如 0.5% 的 84 消毒液）的带盖痰盂里，不方便时可将痰液吐在消毒湿纸巾或密封痰袋里，然后焚烧处理。

□ 咳嗽、打喷嚏时应当避让他人、掩住口鼻。

□ 尽量不去集市、商场、车站等人群密集的公共场所。如必须去，应当佩戴口罩。

□ 如家庭密切接触者出现咳嗽、咳痰 2 周以上等肺结核的可疑症状，应及时到医院检查。

□ 加强营养，多吃奶类、蛋类、瘦肉等高蛋白食物，多吃绿叶蔬菜、水果以及杂粮等食品，不吃辛辣刺激食物。

□ 不吸烟（吸烟者戒烟）。

□ 避免接触二手烟。

□ 不饮酒。

□ 有发热、胸痛、咳嗽、呼吸困难、乏力等明显症状时，不建议运动。

□ 经过规范治疗症状改善后，可在医生指导下进行适量运动，但以不引起劳累和不适为宜。

□ 生活起居规律、保证睡眠充足、避免过度劳累。

□ 保持心情舒畅、情绪稳定，减轻精神压力，树立治疗信心。

●治疗与康复

□ 遵医嘱服药，不要自行停药或调整药物。

□ 出现药物不良反应，要及时和医生联系，不可自行停药或更改治疗方案。

☐ 遵医嘱定期复查。

☐ 遵医嘱妥善存放抗结核药物。药品放在阴凉干燥、孩子接触不到的地方。夏天宜放在冰箱的冷藏室。

☐ 如需短时间外出,应告知医生并带够足量药品按时服用。如要改变居住地,应与医生联系办理延续治疗相关手续。

● **急症处理**

☐ 治疗期间出现病情加重,如咯血,或药物不良反应引起的严重不适,如恶心、呕吐、腹胀、腹泻、腹痛、过敏反应、视物模糊、皮肤或者巩膜黄染等症状,或出现其他严重情况,应及时到医院就诊。

其他指导建议

_____

_____

_____

_____

_____

_____

_____

_____

医生 / 指导人员签名:　　　　咨询电话:　　　　日期:　　年　　月　　日

肺结核患者健康教育处方使用说明

★**使用对象**:肺结核患者。

★**使用方法**

1. 本处方不能替代医务人员开具的医疗处方,主要用于患者健康生活方式指导。

2. 医务人员应结合患者的病情、健康危险因素等提供有针对性的健康指导。

血吸虫病患者健康教育处方

姓名：　　　　　性别：　　　　　年龄：　　　　　诊断：

　　血吸虫病俗称"大肚子病"，是血吸虫在人体寄生而引起的一种寄生虫病。临床表现多种多样，可分为急性、慢性和晚期三个期。主要表现为发热、肝脾肿大、肝区压痛、腹胀、腹痛、腹泻、腹水等，少数肝功能重度损害者可并发肝昏迷，导致死亡。儿童病例可能会导致生长发育障碍。

　　人在有钉螺孳生的血吸虫病流行地区，接触含有血吸虫尾蚴的水体会感染血吸虫。有以上接触史的人，如出现发热、腹痛、腹泻等症状，应尽快到专业机构就诊，以明确诊断，及时治疗。如不及时治疗，会导致症状加重，甚至危及生命。

　　采取健康生活方式，积极治疗，有助于身体康复，改善生活质量。

健康指导建议（请关注"□"中打"√"条目）

●健康生活方式

□ 不喝生水，喝开水或符合卫生标准的瓶装水、桶装水。

□ 不生吃肉类食物，肉类烧熟煮透。

□ 饭前便后要洗手。

□ 在当地政府或部门设立禁止或提示公告的水域（包括水沟、小溪、池塘、江、湖等），不要游泳、戏水、打草、捕鱼、捞虾、洗衣、洗菜等。

□ 因农业、渔业生产、防汛抗洪等工作需要，不可避免接触上述水域时，应穿戴防护用具（如胶靴、胶手套、胶裤等），或涂擦防护药物（防蚴灵等）。

□ 在当地政府或部门设立禁止或提示公告的区域，不要放养牛羊等家畜；如果需要在这些区域进行农业生产，应用农用机械替代耕牛耕种。

□ 因防护不及时或无法避免，而接触了当地政府或部门设立禁止或提示公告的水体后，要及时到当地血吸虫病防治机构或医院进行检查或接受预防性治疗。

□ 圈养的牛羊等家畜粪便要进行无害化处理，卫生厕所或家庭沼气池应达到无害化处理标准。

□ 不要使用未经无害化处理的粪便施肥，未经无害化处理的粪便不要直接排入水体。

□ 急性期给予高热量、高蛋白、高维生素、易消化饮食，如鱼、禽、蛋、瘦肉、奶类、豆制品、新鲜蔬菜、水果等。

□ 慢性期避免进食粗糙、过热、刺激性食物。

□ 患肝性脑病时暂停高蛋白摄入。

□ 不吸烟（吸烟者戒烟）。

□ 避免接触二手烟。

□ 不饮酒。

□ 避免过度劳累，规律作息，保证睡眠充足。

- [ ] 身体状况允许时可在医生指导下进行适量运动,但以不引起劳累和不适为宜。
- [ ] 保持心情舒畅、情绪稳定,减轻精神压力。

●治疗与康复

- [ ] 明确诊断后,在血吸虫病防治机构或医院进行治疗。
- [ ] 遵医嘱服药,不要自行停药或调整药物。
- [ ] 遵医嘱定期进行病原检测、肝脾等检查。
- [ ] 尽量避免使用损害肝功能的药物,如需用药,先咨询医生。

●急症处理

- [ ] 杀虫药物常见的副作用有头昏、头痛、恶心、腹痛、腹泻、乏力、四肢酸痛等,一般程度较轻,持续时间较短,停药数小时至一两天内即消失,不影响治疗,无需处理。停药后上述症状无缓解,或加重,或服药期间出现急性病情,应尽快到血吸虫病防治机构或医院就诊。

其他指导建议

_____

_____

_____

_____

_____

_____

_____

_____

医生 / 指导人员签名:　　　　咨询电话:　　　　日期:　　年　　月　　日

血吸虫病患者健康教育处方使用说明

★使用对象:血吸虫病患者。

★使用方法

1. 本处方不能替代医务人员开具的医疗处方,主要用于患者健康生活方式指导。
2. 医务人员应结合患者的病情、健康危险因素等,提供有针对性的健康指导。

包虫病患者健康教育处方

姓名：　　　　　性别：　　　　　年龄：　　　　　诊断：

包虫病是棘球蚴病的俗称，是由棘球绦虫的幼虫寄生于人或动物体内引起的一种人兽共患寄生虫病。包虫病可损害肝、肺、脑、骨骼等几乎所有的器官和组织，临床表现主要包括肝痛、胸痛、消瘦、咳嗽、痰中带有囊碎屑，重者胸闷、气促，甚至呼吸困难。多数患者无明显症状，在 B 超、CT 检查等常规体检中发现。我国主要流行囊型包虫病和泡型包虫病，其中未经治疗的泡型包虫病死亡率较高。

包虫病主要危险因素包括在流行区与犬、狐和狼等动物及其粪便接触；在非流行区运输或宰杀来自流行区的牛羊等家畜，接触或加工来自流行区的畜产品和皮毛产品等。犬是包虫病的主要传染源，做好家犬的管理和驱虫是控制包虫病传播的关键措施。

采取健康生活方式，早期积极治疗，有助于身体康复，改善生活质量。

健康指导建议（请关注"□"中打"√"条目）

●健康生活方式

- □ 在流行区，不与犬玩耍，与家犬和流浪犬保持距离，避免直接接触。
- □ 根据兽医的建议，定期对家犬驱虫。
- □ 注意居住环境卫生，及时清除家犬的粪便。
- □ 清理犬的粪便时做好个人防护，手或衣物接触到犬粪后要清洗干净。
- □ 接触流行区的犬、狐、狼等野生动物或牛羊等家畜后，必须用肥皂和清洁水洗手。
- □ 从事牛羊放牧、剪毛、挤奶、接产、运输、宰杀等工作，或加工生产畜产品、皮毛产品时，要注意劳动防护，戴口罩，勤洗手。
- □ 家庭如需要屠宰牛羊等家畜，尽可能送往当地集中屠宰点宰杀，不提倡家庭私宰。
- □ 宰杀牛羊等家畜时，不要用生的牛羊内脏直接喂狗，可将内脏切成小块煮熟后再喂狗；有类似水泡样等病变的内脏要直接深埋、焚烧。
- □ 在流行区内游玩时，不要将食品直接放置在草地、小河或水塘等野外环境中，避免食品被虫卵污染。
- □ 做饭前、吃饭前洗手。
- □ 不喝生水，喝煮沸过的水。
- □ 生吃蔬菜瓜果要洗净。
- □ 吃熟食，不生吃肉类食物。
- □ 合理饮食，贫血、消瘦者注意营养。
- □ 经过规范治疗，症状改善后，可进行一般生产劳动和体力活动，如放牧、洗衣、散步、慢跑等，但以不引起劳累和不适为宜。
- □ 不吸烟（吸烟者戒烟）。
- □ 避免接触二手烟。

- [ ] 不饮酒。
- [ ] 避免过度劳累,规律作息,保证睡眠充足。
- [ ] 保持心情舒畅、情绪稳定,减轻精神压力。

●治疗与康复

- [ ] 遵医嘱服药。不要自行停药,出现药物不良反应要及时咨询医生处理。
- [ ] 手术治疗的患者遵医嘱复诊。
- [ ] 药物治疗期间,定期复查肝功能和影像学检查。
- [ ] 女性患者在服药期间应避免妊娠。
- [ ] 同时患结核病的患者,应先规范治疗结核病,结核病治愈后再治疗包虫病。

●急症处理

- [ ] 如病情加重,尤其是出现下列情况,应尽快到医院就诊:
  - (1) 胸闷气促、呼吸困难、咯血、中毒性休克或昏迷。
  - (2) 剧烈咳嗽,咳脓痰,痰中带有囊碎屑。
  - (3) 其他严重情况。

其他指导建议

_____

_____

_____

_____

_____

_____

_____

_____

医生 / 指导人员签名:　　　　咨询电话:　　　　日期:　　年　　月　　日

包虫病患者健康教育处方使用说明

★使用对象:包虫病患者。

★使用方法

1. 本处方不能替代医务人员开具的医疗处方,主要用于患者健康生活方式指导。
2. 医务人员应结合患者的病情、健康危险因素等,提供有针对性的健康指导。

克山病患者健康教育处方

姓名：　　　　性别：　　　　年龄：　　　　诊断：

　　克山病是一种地方性心肌病，主要表现为心功能不全、心律失常、心脏扩大。根据其发病急缓和心功能状态，分急型、亚急型、慢型和潜在型四个类型。其中急型、亚急型克山病可发生心源性休克，病死率较高；慢型克山病严重影响患者正常生产生活；潜在型克山病可急性发病或转为慢型克山病。克山病的病因尚未明确，可能与膳食营养关系密切，食物品种单一、营养不良和低硒可增加发病的风险。

　　采取健康生活方式，积极治疗，有助于患者身体康复，改善生活质量。

健康指导建议（请关注"□"中打"√"条目）

●健康生活方式

□ 食物多样，谷类为主，保证鱼、禽、蛋、瘦肉、奶类、豆制品等富含优质蛋白质食物的摄入量，冬季应适当食用新鲜的蔬菜、水果。

□ 提倡饮用自来水，不要饮用易受污染的河水、井水、窖水。

□ 不吃发霉变质的食物。

□ 不暴饮暴食。

□ 家畜、家禽圈养，不要散养，保持居住环境干净卫生。

□ 康复期患者可在医务人员指导下进行散步等轻度活动，具体活动量应根据自己身体情况而定。如身体出现不适要及时就医。

□ 冬春季注意防寒防冻，积极防治感冒、支气管炎等呼吸道疾病。夏季要注意防暑降温，积极防治痢疾、胃肠炎等疾病。

□ 不吸烟（吸烟者戒烟）。

□ 避免接触二手烟。

□ 不饮酒。

□ 避免过度劳累，规律作息，保证睡眠充足。

□ 保持心情舒畅、情绪稳定，减轻精神压力。

●治疗与康复

□ 遵医嘱规范服药，不要自行停药或调整药物。

□ 遵医嘱定期复查，及时发现并治疗并发症、合并症，如上呼吸道感染和肺炎、血管栓塞等。

□ 积极参与并配合社区克山病患者管理，建立家庭病床，接受医务人员定期巡诊与指导。

●急症处理

□ 慢型克山病患者或潜在型克山病患者出现下列情况，应尽快到医院就诊：

(1) 面色苍白,四肢发冷,脉细弱,血压降低。

(2) 突发呼吸困难,咳粉红色泡沫痰。

(3) 其他严重情况。

其他指导建议

_____

_____

_____

_____

_____

_____

_____

医生/指导人员签名:　　　咨询电话:　　　日期:　　年　月　日

克山病患者健康教育处方使用说明

★使用对象:克山病患者。

★使用方法

1. 本处方仅限于在克山病流行地区使用。

2. 本处方不能替代医务人员开具的医疗处方,主要用于患者健康生活方式指导。

3. 医务人员应结合患者的病情、健康危险因素等,提供有针对性的健康指导。

大骨节病患者健康教育处方

姓名：　　　　　性别：　　　　　年龄：　　　　　诊断：

　　大骨节病是一种地方病,是在发育期儿童中出现的多发性、慢性变形性骨关节病,主要表现为四肢关节透明软骨的变性、坏死以及继发性骨关节病,严重者身材矮小畸形、终身残疾。大骨节病好发于儿童和少年,多见于以病区所产小麦、玉米、青稞为主食的人群,在重病区儿童两三岁即可发病。

　　大骨节病的病因尚未明确,可能与病区人员饮食品种单一、营养不良和食用了受镰刀菌毒素污染的粮食等有关。在发病早期,如采取适当的预防和治疗措施,多数患者可以完全康复。如果预防和治疗不及时,会发展成短指(趾)、短肢、身材矮小、关节畸形和功能丧失等,严重影响患者的生活与健康。

　　采取健康生活方式,积极治疗,有助于身体康复,改善生活质量。

健康指导建议(请关注"□"中打"√"条目)

● **健康生活方式**

□ 注意保暖,减少寒冷刺激。

□ 不食用病区自产的小麦、玉米和青稞,食用商品粮。

□ 学龄儿童应在学校集中就餐。有条件者可到非病区的学校上学。

□ 超重或肥胖者应控制体重,避免体重增加,加重关节负担。

□ 食物多样,谷类为主,多吃新鲜蔬菜、水果、奶类、豆制品,适量吃鱼、禽、蛋、瘦肉。

□ 不吸烟(吸烟者戒烟)。

□ 避免接触二手烟。

□ 不饮酒。

□ 避免过度劳累,规律作息,保证睡眠充足。

□ 保持心情舒畅、情绪稳定,减轻精神压力。

● **治疗与康复**

□ 遵医嘱服药。

□ 外用膏药可根据具体情况使用,注意避免皮肤过敏。

□ 注意保护关节,减轻关节的负担,适当运动或活动。

□ 不建议进行长时间的爬山、爬楼以及各种下蹲类运动,也不宜进行繁重的家务劳动和生产活动。

□ 避免过度使用关节,避免用力过猛、抬举重物或节奏过快的动作。

□ 要适时改变姿势或活动关节,同一姿势不宜持续1小时以上。膝或髋关节受累患者应避免长久站立、跪位、蹲位和盘腿。

□ 经常进行关节的屈伸活动,充分舒展关节;经常做勾脚抬腿、侧抬腿等动作,锻炼肌肉力量。

☐ 关节情况良好时,在医生指导下适当进行缓慢步行、原地踏步或拉伸肌肉等运动。

☐ 可利用手杖、步行器等协助活动。活动时应小心谨慎,防止滑倒、跌伤或扭伤。

● **急症处理**

☐ 当出现关节肿胀、疼痛等症状急性加重时,应及时休息,减少行走、提重物等活动,可以进行勾脚抬腿锻炼,可以冰敷、外用消炎止痛软膏,必要时可遵医嘱用药,如果病情加重应及时就医。

其他指导建议

_____

_____

_____

_____

_____

_____

_____

_____

医生/指导人员签名:　　　　咨询电话:　　　　日期:　　年　　月　　日

大骨节病患者健康教育处方使用说明

★**使用对象**:大骨节病患者。

★**使用方法**

1. 本处方仅限于在大骨节病流行地区使用。

2. 本处方不能替代医务人员开具的医疗处方,主要用于患者健康生活方式指导。

3. 医务人员应结合患者的病情、健康危险因素等,提供有针对性的健康指导。

碘缺乏病患者健康教育处方

姓名：　　　　性别：　　　　年龄：　　　　诊断：

　　碘缺乏病是由于自然环境中碘缺乏引起的机体碘营养不良所表现的一组疾病的总称，包括地方性甲状腺肿、地方性克汀病、地方性亚临床克汀病，以及孕妇碘缺乏导致的流产、早产、死产和新生儿先天畸形等。

　　碘缺乏可对各年龄人群产生危害。成人碘缺乏病的主要症状是甲状腺肿大，可引起颈部变粗、呼吸困难、吞咽困难、声音嘶哑等。孕妇较严重的碘缺乏可导致新生儿克汀病，引起新生儿不同程度的智力障碍、聋哑、神经运动功能障碍、听力障碍、体格发育障碍等，常称"呆、小、聋、哑、瘫"。地方性克汀病一旦发生，特别是两岁以后的确诊者，中枢神经系统的损伤基本上是不可逆的，而且治疗效果不佳。

　　碘缺乏病的预防非常关键。只要坚持长期食用合格碘盐，地方性克汀病和地方性甲状腺肿就可以有效控制或消除。采取健康生活方式，积极治疗，有助于身体康复，改善生活质量。

健康指导建议（请关注"□"中打"√"条目）

●健康生活方式

□ 食用碘盐是预防碘缺乏病最主要、最安全、最有效的措施。海带、紫菜等含碘量较高的海产品，也可作为补充途径。

□ 为防止碘损失，做饭时不宜过早放盐，临出锅时再放比较好。不要把碘盐放在锅里炒，更不要在油锅里煎炸。

□ 一次购买的加碘食盐不宜过多，存放时间不宜太长。

□ 用棕色遮光的瓶或带盖陶瓷罐盛放碘盐。碘盐存放在阴凉、干燥处，远离炉火，避免高温和日光直晒。

□ 食物多样，谷类为主，多吃新鲜蔬菜、水果、奶类、豆制品，适量吃鱼、禽、蛋、瘦肉。

□ 不吸烟（吸烟者戒烟）。

□ 避免接触二手烟。

□ 不饮酒。

□ 避免过度劳累，规律作息，保证睡眠充足。

□ 保持心情舒畅、情绪稳定，减轻精神压力。

●治疗与康复

□ 甲状腺疾病患者遵医嘱补碘。

□ 育龄妇女、妊娠妇女和哺乳妇女如果不能通过碘盐途径补碘，可在疾病预防控制部门指导下服用碘油丸。

□ 补碘是预防缺碘引起的甲状腺肿的唯一有效办法，没有并发症的甲状腺肿一般无需手术治疗。

☐ 在医务人员指导下,根据克汀病、亚临床克汀病患者的具体病情,进行智力、听力、运动等方面的专门训练,提高生活能力。

其他指导建议

_____

_____

_____

_____

_____

_____

医生 / 指导人员签名:　　　　咨询电话:　　　　日期:　　　年　　月　　日

碘缺乏病患者健康教育处方使用说明

★使用对象:碘缺乏病患者,儿童患者的父母或看护人。

★使用方法

1. 本处方不能替代医务人员开具的医疗处方,主要用于患者健康生活方式指导。

2. 医务人员应结合患者的病情、健康危险因素等,提供有针对性的健康指导。

燃煤污染型地方性氟中毒患者健康教育处方

姓名：　　　　　性别：　　　　　年龄：　　　　　诊断：

　　燃煤污染型地方性氟中毒是生活在高氟煤产区的居民,长期使用既无盖又无烟囱的地炉或破损炉灶燃煤,致使室内空气、食物受到氟污染,而引起的慢性中毒。该病主要损害牙齿和骨关节。早期以儿童牙齿受损为主,引起氟斑牙,表现为牙齿变色或缺损,中老年患者牙齿磨损严重,影响对食物的咀嚼。随着年龄增长,骨关节受损程度逐渐加重,导致氟骨症,表现为颈、腰和四肢大关节疼痛、变形、活动受限,重者可瘫痪。

　　采取健康生活方式,可防止病情加重,避免后代发病;对症治疗可缓解症状,改善生活质量。

健康指导建议(请关注"□"中打"√"条目)

●健康生活方式

- □ 注意保暖,减少寒冷刺激。
- □ 使用电、天然气、沼气等清洁能源替代原煤,从源头上阻断氟污染。
- □ 改良炉灶,安装密闭烟囱,将煤烟排到室外,降低室内氟污染。
- □ 正确使用改良炉灶,不要敞开炉盖烤火或者烘烤食物。
- □ 合理加工储存粮食。
- □ 在室外利用日光晾晒玉米、辣椒等作物。
- □ 粮食密闭储存。
- □ 食物烹调和食用前淘洗,降低氟摄入量。
- □ 在燃煤污染型地方性氟中毒流行区,使用不含氟的牙膏。
- □ 吃足量鱼、禽、蛋、瘦肉、奶类、豆制品等富含优质蛋白质的食物及富含维生素的蔬菜、瓜果。
- □ 不吸烟(吸烟者戒烟)。
- □ 避免接触二手烟。
- □ 不饮酒。
- □ 避免过度劳累,规律作息,保证睡眠充足。
- □ 保持心情舒畅、情绪稳定,减轻精神压力。

●治疗与康复

- □ 可遵医嘱对症治疗。
- □ 注意保护关节,减轻关节的负担,进行适当运动或活动。
- □ 不建议进行长时间的爬山、爬楼以及各种下蹲类运动,也不宜进行繁重家务劳动和生产活动。
- □ 避免过度使用关节,避免用力过猛、抬举重物或节奏过快的动作。

□ 要适时改变姿势或活动关节,同一姿势不宜持续1小时以上。膝或髋关节受累患者应避免长久站立、跪位、蹲位和盘腿。

□ 经常进行关节的屈伸活动,充分舒展关节;经常做勾脚抬腿、侧抬腿等动作,锻炼肌肉力量。

□ 关节情况良好时,在医生指导下适当进行缓慢步行、原地踏步或拉伸肌肉等运动。

□ 可利用手杖、步行器等协助活动。活动时应小心谨慎,防止滑倒、跌伤或扭伤。

●急症处理

□ 当出现关节肿胀、疼痛等症状急性加重时,应及时休息,减少行走、提重物等活动,可以进行勾脚抬腿锻炼,可以冰敷、外用消炎止痛软膏,必要时可遵医嘱用药,如果病情加重应及时就医。

其他指导建议

_____

_____

_____

_____

_____

_____

_____

医生/指导人员签名:　　　　咨询电话:　　　　日期:　　　年　　月　　日

燃煤污染型地方性氟中毒患者健康教育处方使用说明

★使用对象:燃煤污染型地方性氟中毒患者。

★使用方法

1. 本处方不能替代医务人员开具的医疗处方,主要用于患者健康生活方式指导。

2. 医务人员应结合患者的病情、健康危险因素等,提供有针对性的健康指导。

饮茶型地方性氟中毒患者健康教育处方

姓名：　　　　　性别：　　　　　年龄：　　　　　诊断：

　　饮茶型地方性氟中毒（简称"**饮茶型地氟病**"）是因长期饮用含氟量高的砖茶水、奶茶、酥油茶等引起的慢性中毒。该病主要损害牙齿和骨关节。早期以儿童牙齿受损为主，引起氟斑牙，表现为牙齿变色或缺损，中老年患者牙齿磨损严重，影响对食物的咀嚼。随着年龄增长，骨关节受损程度逐渐加重，导致氟骨症，表现为颈、腰和四肢大关节疼痛、变形、活动受限，重者可瘫痪。

　　采取健康生活方式，可防止病情加重，避免后代发病；对症治疗，可缓解症状，改善生活质量。

健康指导建议（请关注"□"中打"√"条目）

●健康生活方式

- □ 注意保暖，减少寒冷刺激。
- □ 购买低氟砖茶，饮用低氟砖茶制作的茶水、酥油茶、奶茶等饮品。
- □ 在饮茶型地氟病流行区，使用不含氟的牙膏。
- □ 吃足量鱼、禽、蛋、瘦肉、奶类、豆制品等富含优质蛋白质的食物及富含维生素的蔬菜、瓜果。
- □ 不吸烟（吸烟者戒烟）。
- □ 避免接触二手烟。
- □ 不饮酒。
- □ 避免过度劳累，规律作息，保证睡眠充足。
- □ 保持心情舒畅、情绪稳定，减轻精神压力。

●治疗与康复

- □ 可遵医嘱对症治疗。
- □ 注意保护关节，减轻关节的负担，适当进行运动或活动。
- □ 不建议进行长时间的爬山、爬楼以及各种下蹲类运动，也不宜进行繁重的家务劳动和生产活动。
- □ 避免过度使用关节，避免用力过猛、抬举重物或节奏过快的动作。
- □ 要适时改变姿势或活动关节，同一姿势不宜持续1小时以上。膝或髋关节受累患者应避免长久站立、跪位、蹲位和盘腿。
- □ 经常进行关节的屈伸活动，充分舒展关节；经常做勾脚抬腿、侧抬腿等动作，锻炼肌肉力量。
- □ 关节情况良好时，在医生指导下适当进行缓慢步行、原地踏步或拉伸肌肉等运动。
- □ 可利用手杖、步行器等协助活动。活动时应小心谨慎，防止滑倒、跌伤或扭伤。

●急症处理

□ 当出现关节肿胀、疼痛等症状急性加重时，应及时休息，减少行走、提重物等活动，可以进行勾脚抬腿锻炼，可以冰敷、外用消炎止痛软膏，必要时可遵医嘱用药，如果病情加重应及时就医。

其他指导建议

_____

_____

_____

_____

_____

_____

医生 / 指导人员签名：　　　　咨询电话：　　　　日期：　　年　　月　　日

饮茶型地方性氟中毒患者健康教育处方使用说明

★使用对象：饮茶型地方性氟中毒患者。

★使用方法

1. 本处方不能替代医务人员开具的医疗处方，主要用于患者健康生活方式指导。
2. 医务人员应结合患者的病情、健康危险因素等，提供有针对性的健康指导。

饮水型地方性氟中毒患者健康教育处方

姓名：　　　　　性别：　　　　　年龄：　　　　　诊断：

　　饮水型地方性氟中毒是因长期饮用含氟量高的水（由地理环境造成）引起的慢性中毒。该病主要损害牙齿和骨关节。早期以儿童牙齿受损为主，引起氟斑牙，表现为牙齿变色或缺损，中老年患者牙齿磨损严重，影响对食物的咀嚼。随着年龄增长，骨关节受损程度逐渐加重，导致氟骨症，表现为颈、腰和四肢大关节疼痛、变形、活动受限，重者可瘫痪。

　　采取健康生活方式，可防止病情加重，避免后代发病。对症治疗可缓解症状，改善生活质量。

健康指导建议（请关注"□"中打"√"条目）

●健康生活方式

□ 注意保暖，减少寒冷刺激。

□ 饮用改水后的低氟水。

□ 在饮水型地方性氟中毒流行区，使用不含氟的牙膏。

□ 吃足量鱼、禽、蛋、瘦肉、奶类、豆制品等富含优质蛋白质的食物及富含维生素的蔬菜、瓜果。

□ 不吸烟（吸烟者戒烟）。

□ 避免接触二手烟。

□ 不饮酒。

□ 避免过度劳累，规律作息，保证睡眠充足。

□ 保持心情舒畅、情绪稳定，减轻精神压力。

●治疗与康复

□ 可遵医嘱对症治疗。

□ 注意保护关节，减轻关节的负担，进行适当运动或活动。

□ 不建议进行长时间的爬山、爬楼以及各种下蹲类运动，也不宜进行繁重的家务劳动和生产活动。

□ 避免过度使用关节，避免用力过猛、抬举重物或节奏过快的动作。

□ 要适时改变姿势或活动关节，同一姿势不宜持续 1 小时以上。膝或髋关节受累患者应避免长久站立、跪位、蹲位和盘腿。

□ 经常进行关节的屈伸活动，充分舒展关节；经常做勾脚抬腿、侧抬腿等动作，锻炼肌肉力量。

□ 关节情况良好时，在医生指导下适当进行缓慢步行、原地踏步或拉伸肌肉等运动。

□ 可利用手杖、步行器等协助活动。活动时应小心谨慎，防止滑倒、跌伤或扭伤。

●急症处理

☐ 当出现关节肿胀、疼痛等症状急性加重时,应及时休息,减少行走、提重物等活动,可以进行勾脚抬腿锻炼,可以冰敷、外用消炎止痛软膏,必要时可遵医嘱用药,如果病情加重应及时就医。

其他指导建议

_____

_____

_____

_____

_____

_____

_____

医生/指导人员签名:　　　咨询电话:　　　日期:　　　年　　月　　日

饮水型地方性氟中毒患者健康教育处方使用说明

★使用对象:饮水型地方性氟中毒患者。

★使用方法

1. 本处方不能替代医务人员开具的医疗处方,主要用于患者健康生活方式指导。

2. 医务人员应结合患者的病情、健康危险因素等,提供有针对性的健康指导。

地方性砷中毒患者健康教育处方

姓名：　　　　性别：　　　　年龄：　　　　诊断：

    地方性砷中毒是居住在特定地理环境条件下的居民,通过饮水、空气、食物长期摄入过量无机砷而引起的全身性慢性中毒性疾病。包括饮水型和燃煤污染型地方性砷中毒。地方性砷中毒以皮肤病变为主要特征,主要表现为皮肤三联征(即掌跖角化、皮肤色素沉着和色素脱失)。

    地方性砷中毒可以损害全身各器官和组织,患者常常会有肢体麻木、视力下降和记忆减退等症状。还可导致循环系统、消化系统、呼吸系统的疾病,甚至皮肤癌、肺癌、肝癌等疾病。

    采取健康生活方式,积极治疗,有助于改善生活质量。

健康指导建议(请关注"□"中打"√"条目)

●健康生活方式

□ 在饮水型砷中毒病区,饮用改水后的低砷水(砷含量≤0.05mg/L),不要饮用砷含量超标的井水、泉水。

□ 在燃煤污染型砷中毒病区,停用高砷煤;改良炉灶、安装烟囱,将煤烟排到室外。

□ 在燃煤污染型砷中毒病区,使用电、天然气、沼气等清洁能源替代原煤。

□ 在室外利用日光晾晒玉米、辣椒等作物。

□ 粮食密闭储存。

□ 食物烹调和食用前进行淘洗。

□ 保证鱼、禽、蛋、瘦肉、奶类、豆制品等富含优质蛋白质食物的摄入量。

□ 注意补充维生素 C、叶酸等。

□ 了解砷中毒防治知识,提高自我保健意识和能力。

●治疗与康复

□ 严格遵医嘱用药,不要自行停药或调整药物。

□ 身体出现不适要及时就医。

□ 并发血栓闭塞性脉管炎、皮肤癌或内脏肿瘤等疾病,应尽早治疗。尤其是皮肤癌,早期切除病灶十分重要。

●急症处理

□ 手掌、脚掌或身体其他部位的角化物,一旦出现奇痒、渗出、溃疡、出血、黑变、疼痛、四周红晕等现象,或其他严重情况,应尽快就医。

其他指导建议

医生 / 指导人员签名：　　　　　　咨询电话：　　　　　日期：　　　年　月　日

地方性砷中毒患者健康教育处方使用说明

★使用对象：地方性砷中毒患者。

★使用方法

　1. 本处方不能替代医务人员开具的医疗处方，主要用于患者健康生活方式指导。

　2. 医务人员应结合患者的病情、健康危险因素等，提供有针对性的健康指导。

三、妇女疾病

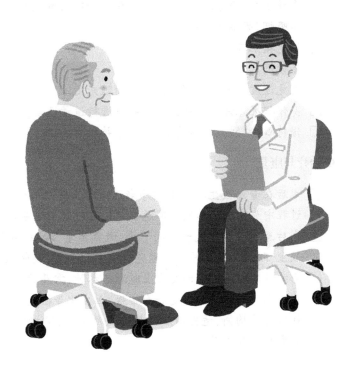

乳腺癌患者健康教育处方

姓名：　　　　　　性别：　　　　　　年龄：　　　　　　诊断：

乳腺癌是发生于乳腺上皮组织的恶性肿瘤。乳腺癌是女性最常见的恶性肿瘤,男性乳腺癌少见。乳腺癌的早期表现包括乳房内肿块、乳头溢液、乳头回缩或糜烂、乳房皮肤凹陷或隆起等,晚期可出现远处转移,常见的转移部位为骨、肺、肝、脑等,转移造成的多器官功能衰竭可危及生命。

乳腺癌的病因尚未完全清楚,已知的患病危险因素包括乳腺癌家族史,遗传因素,月经初潮早、绝经晚、独身、晚婚、初产年龄大、未哺乳,绝经后肥胖,长期补充雌激素,长期吸烟,过量饮酒,高脂、高糖饮食,胸部高剂量放射线照射等。但乳腺癌的发生常为多种因素综合作用的结果。

早期诊断,尽早治疗,可以降低治疗成本,延长寿命。采取健康生活方式,积极治疗和康复训练,有助于改善生活质量。

健康指导建议（请关注"□"中打"√"条目）

●健康生活方式

□ 避免服用含有雌激素的药物(如某些避孕药)、保健品等。

□ 控制体重。尤其是绝经后超重或肥胖患者需要通过健康饮食、合理运动等方式控制体重。

□ 食物多样,营养均衡,多吃新鲜蔬菜、水果,避免高糖、高脂饮食。

□ 不吸烟(吸烟者戒烟)。

□ 避免接触二手烟。

□ 不饮酒。

□ 避免过度劳累,规律作息,保证睡眠充足。

□ 身体状况允许时可在医生指导下进行适量运动,但以不引起劳累和不适为宜。

□ 保持心情舒畅、情绪稳定,减轻精神压力。

●治疗与康复

□ 术后在专业医生指导下循序渐进进行上肢功能锻炼,如上肢旋转、屈伸等动作。康复过程中如有疼痛加剧等不适症状应及时咨询专业医生。

□ 术后患侧上肢避免长时间下垂,避免负重、抽血、静脉输液、皮下注射、测量血压,避免蚊虫叮咬,休息和睡眠时避免压迫患侧手臂,避免佩戴过紧的戒指、手镯、手表等,以免影响淋巴回流。如已发生上肢淋巴水肿,需及时就诊。

□ 化疗期间遵医嘱按时复查血常规、血生化等检查;注意休息,适当活动;注意饮食卫生,保持营养均衡,适当增加优质蛋白质摄入;保持口腔清洁;远离呼吸道传播疾病患者,必要时佩戴口罩。

☐ 放疗期间避免放疗区域皮肤摩擦,保持局部皮肤通风干燥、清洁;避免使用过热的水洗浴;避免穿紧身内衣;照射区域避免日光照射、热敷或冰敷等刺激;照射区域不可擅自涂抹药膏、粘贴胶布。如有皮肤红肿、瘙痒、疼痛、水疱、破溃等症状,需及时就诊。

☐ 内分泌治疗期间要按时服药,适当补钙,遵医嘱定期复查妇科彩超、骨密度、血生化等检查。

☐ 靶向治疗期间要遵医嘱定期复查心电图、超声心动图等心脏检查,如有胸闷、气短等症状需及时就诊。

☐ 放化疗及内分泌治疗期间,应严格避孕,建议采用工具避孕。有生育需求的年轻患者可在化疗开始前向医生咨询卵巢功能保护措施。治疗结束后如有生育计划,建议备孕前先咨询专业医生。

☐ 遵医嘱终身定期复查。

●急症处理

☐ 化疗后出现不良反应应及时咨询医生,如果出现严重不良反应,如严重呕吐、腹泻,白细胞明显减少等严重骨髓抑制现象,高热等,或出现其他严重情况,尽快到医院就诊。

其他指导建议

_____

_____

_____

_____

_____

_____

_____

医生/指导人员签名:　　　　咨询电话:　　　　日期:　　　年　　月　　日

乳腺癌患者健康教育处方使用说明

★使用对象:乳腺癌患者。

★使用方法

1. 本处方不能替代医务人员开具的医疗处方,主要用于患者健康生活方式指导。

2. 医务人员应结合患者的病情、健康危险因素等,提供有针对性的健康指导。

宫颈癌患者健康教育处方

姓名：　　　　　性别：　　　　　年龄：　　　　　诊断：

　　宫颈癌是发生于子宫颈上皮组织的恶性肿瘤。宫颈癌是我国女性生殖道最常见的恶性肿瘤，常见类型为鳞状细胞癌、腺癌等。宫颈癌的早期可以没有症状，有时表现为同房出血、白带增多等。晚期可出现水样白带、阴道大量流血、肾盂积水、盆腔疼痛等，危及生命。

　　宫颈癌的主要危险因素包括持续感染人乳头瘤病毒（HPV）、多个性伴侣、吸烟、性生活过早（<16岁）、患有性传播疾病、服用口服避孕药或免疫抑制剂等。有性生活的女性需要定期接受宫颈癌筛查，一旦发现患有癌前病变需要及时诊治，否则有可能发生宫颈癌。

　　早诊断，早治疗，可以降低治疗成本，延长寿命。采取健康生活方式，积极治疗和康复训练，有助于身体康复，改善生活质量。

健康指导建议（请关注"□"中打"√"条目）

●健康生活方式

□ 食物多样，营养均衡，多吃新鲜蔬菜、水果、奶类、豆制品，适量吃鱼、禽、蛋、瘦肉。

□ 不吸烟（吸烟者戒烟）。

□ 避免接触二手烟。

□ 不饮酒。

□ 避免过度劳累，规律作息，保证睡眠充足。

□ 身体状况允许时可在医生指导下进行适量运动，但以不引起劳累和不适为宜。

□ 保持心情舒畅、情绪稳定，减轻精神压力。

□ 宫颈癌治疗结束后，可以适度过性生活。

●治疗与康复

□ 需要药物治疗者严格遵医嘱用药。

□ 宫颈癌术后盆底康复。术后可能出现尿潴留（排尿不畅）或尿失禁等表现，轻度尿潴留或尿失禁患者可进行盆底功能锻炼，以改善症状。

□ 下肢淋巴水肿康复。下肢淋巴水肿是根治性手术和放疗后常见的并发症，表现为下肢肿胀或腹股沟（大腿根部）肿胀，有时影响走路。患侧下肢要避免长时间下垂、运动，可以每天抬高患肢，穿弹力袜对减少淋巴水肿的发生有一定效果。如已发生下肢淋巴水肿，可进行按摩以促进淋巴回流，或到专业科室咨询处理。

□ 化疗期间康复。化疗期间患者免疫功能受到抑制，身体抵抗力下降，容易感冒。化疗疗程的间歇期（即每次化疗后的空档时间，一般3周到1个月左右）要居家休息，减少亲友探望，避免去人多、通风不良的环境，外出时佩戴口罩，按时复查血常规、血生化等检查，必要时进行升白细胞、保肝等药物治疗。

□ 放疗期间康复。根治性放疗患者根据医嘱检查血常规等，警惕骨髓抑制（如白细胞明显减少等）。平时遵医嘱进行阴道冲洗，以免出现阴道粘连。一般在放疗后3~6个月可能出现放射性膀胱炎和直肠炎，表现为血尿、便血或腹泻，需及时就诊。

- ☐ 长期康复计划。患者诊断后需长期随诊、遵医嘱定期复查。每次随诊时，患者应主动告诉医生有无阴道排液、盆腔疼痛、浅表包块、大小便不通畅、下肢肿胀等情况。
- ☐ 全方位康复计划。积极做好自我管理，与病友交流分享治疗经验，互相鼓励和支持，树立积极治疗信念。

●急症处理

- ☐ 晚期宫颈癌表面如大血管破裂，可能导致严重的突发大量出血。一旦遇到这样的情况，应立刻到最近的医院就诊。
- ☐ 出现其他严重情况，尽快到医院就诊。

其他指导建议

_____

_____

_____

_____

_____

_____

_____

_____

医生 / 指导人员签名：　　　　咨询电话：　　　　日期：　　年　　月　　日

宫颈癌患者健康教育处方使用说明

★使用对象：宫颈癌患者。

★使用方法

1. 本处方不能替代医务人员开具的医疗处方，主要用于患者健康生活方式指导。
2. 医务人员应结合患者的病情、健康危险因素等，提供有针对性的健康指导。

宫颈癌前病变患者健康教育处方

姓名：　　　　　性别：　　　　　年龄：　　　　　诊断：

宫颈癌前病变是指与宫颈癌密切相关的一组宫颈病变,分为低级别病变(CIN1)和高级别病变(CIN2 和 CIN3,即癌前病变)。低级别病变可以消退,变为正常,只有极少数向宫颈癌自然发展,病变部位可以进行冷冻、激光等物理治疗,不用切除。高级别病变向宫颈癌自然发展的风险高,若不及时治疗,有一部分将会发展为宫颈癌,需要在宫颈进行局部手术治疗。

宫颈癌前病变的发生与高危型人乳头瘤病毒(HPV)的持续感染有关,一般多无特殊临床表现,部分患者在同房后有出血症状。及早发现,及时治疗,绝大多数宫颈癌前病变可以治愈。确诊后的定期随访和复查非常关键,可以及时发现宫颈癌前病变复发,及早干预,预防发展为宫颈癌。

采取健康生活方式,积极治疗,有助于身体康复,改善生活质量。

健康指导建议(请关注"□"中打"√"条目)

●健康生活方式

- □ 树立信心,积极治疗,绝大多数宫颈癌前病变能彻底治愈。
- □ 注意性生活健康。使用安全套,避免多性伴等。
- □ 食物多样,多吃新鲜蔬菜、水果、奶类、豆制品,适量吃鱼、禽、蛋、瘦肉。
- □ 不吸烟(吸烟者戒烟)。
- □ 避免接触二手烟。
- □ 不饮酒。
- □ 避免过度劳累,规律作息,保证睡眠充足。
- □ 可在医生指导下进行适量运动,但以不引起劳累和不适为宜。
- □ 保持心情舒畅、情绪稳定,减轻精神压力。

●治疗与康复

- □ 积极配合医生治疗宫颈癌前病变。如果需要服药治疗,应遵医嘱服药。
- □ 进行宫颈相关手术治疗后,应遵医嘱休息,保持伤口清洁卫生,减少感染风险,促进伤口快速愈合。
- □ 在宫颈癌前病变手术后发现有宫颈癌时,要听从医生意见,继续治疗宫颈癌。
- □ 宫颈癌前病变治疗后需遵医嘱长期、定期复查,及时发现复发,及早干预,避免向宫颈癌发展。不能一次检查正常就中断复查,以免延误宫颈癌的早期发现。如出现同房出血等异常症状须尽快到医院检查。

其他指导建议

_____

_____

_____

_____

_____

_____

_____

医生/指导人员签名：　　　　咨询电话：　　　　日期：　　年　月　日

<hr>

宫颈癌前病变患者健康教育处方使用说明

★**使用对象**：宫颈癌前病变患者。

★**使用方法**

　1. 本处方不能替代医务人员开具的医疗处方,主要用于患者健康生活方式指导。

　2. 医务人员应结合患者的病情、健康危险因素等,提供有针对性的健康指导。

外阴阴道假丝酵母菌病患者健康教育处方

姓名:　　　　　性别:　　　　　年龄:　　　　　诊断:

　　外阴阴道假丝酵母菌病曾称为"霉菌性阴道炎""外阴阴道念珠菌病",主要是由假丝酵母菌引起的外阴阴道炎症。主要症状包括外阴阴道瘙痒、灼痛、性交痛、尿痛等,阴道分泌物增多,呈白色凝乳样或豆腐渣样。部分女性阴道中会有假丝酵母菌存在,正常情况下不会引起症状。如果长期使用抗生素,或者妊娠期及患糖尿病时,机体免疫力下降,以及其他诱因使会阴部温度、湿度变化时,可导致假丝酵母菌大量繁殖而引发。

　　采取健康生活方式,积极治疗,有助于身体康复,改善生活质量。

健康指导建议(请关注"□"中打"√"条目)

●健康生活方式

□ 不穿紧身化纤内裤。

□ 勤换洗内裤。内裤单独清洗,不混洗。开水烫洗内裤及用过的盆和毛巾,在阳光下晾晒、干燥。

□ 不要使用肥皂、浴液、阴道冲洗液等清洗外阴或冲洗阴道,只需用清水清洗外阴,清洁即可。

□ 患病期间症状严重时,尽量不要发生性行为,如发生性行为应使用安全套。

□ 食物多样,营养均衡,多吃新鲜蔬菜、水果、奶类、豆制品,适量吃鱼、禽、蛋、瘦肉。

□ 不吸烟(吸烟者戒烟)。

□ 避免接触二手烟。

□ 不饮酒。

□ 避免过度劳累,规律作息,保证睡眠充足。

□ 可在医生指导下进行适量运动,但以不引起劳累和不适为宜。

□ 保持心情舒畅、情绪稳定,减轻精神压力。

●治疗与康复

□ 该病很容易复发,必须接受规范治疗。

□ 遵医嘱用药。

□ 如果治疗后症状持续存在,要继续遵医嘱复诊。

□ 性伴侣一般不需要治疗。如果患者疾病治疗后仍未明显好转或反复发作,或者性伴侣有症状,建议性伴侣再进一步进行相关检查,并根据检查结果确定是否需要进行治疗。

□ 避免因为抗生素滥用导致阴道内菌群失调,遵医嘱严格使用抗生素,不要长期使用抗生素。

□ 糖尿病患者要遵医嘱积极治疗,控制血糖,尽量避免由于血糖升高引起阴道环境改变。

其他指导建议

_____

_____

_____

_____

_____

_____

_____

医生 / 指导人员签名：　　　　咨询电话：　　　　日期：　　年　　月　　日

外阴阴道假丝酵母菌病患者健康教育处方使用说明

★使用对象：外阴阴道假丝酵母菌病患者。

★使用方法

　1. 本处方不能替代医务人员开具的医疗处方,主要用于患者健康生活方式指导。

　2. 医务人员应结合患者的病情、健康危险因素等,提供有针对性的健康指导。

细菌性阴道病患者健康教育处方

姓名：　　　　　性别：　　　　　年龄：　　　　　诊断：

　　细菌性阴道病是由于阴道内正常菌群失调引起的混合感染性疾病。正常阴道环境中以乳杆菌为主，患细菌性阴道病时乳杆菌减少，导致厌氧菌等其他微生物大量繁殖。部分患者没有明显症状，有症状的患者主要表现为阴道分泌物增多，有鱼腥臭味的稀薄样白带，可伴有轻度外阴瘙痒或烧灼感。

　　细菌性阴道病可引起盆腔炎、不孕、流产、早产、新生儿感染等不良后果，因此需及时治疗。

　　采取健康生活方式，积极治疗，有助于身体康复，改善生活质量。

健康指导建议（请关注"□"中打"√"条目）

● **健康生活方式**

□ 不滥用抗生素，以免导致阴道内菌群失调。

□ 不要使用肥皂、浴液、阴道冲洗液等清洗外阴或冲洗阴道，只需用清水清洗外阴、清洁即可。

□ 食物多样，营养均衡，多吃新鲜蔬菜、水果、奶类、豆制品，适量吃鱼、禽、蛋、瘦肉。

□ 不吸烟（吸烟者戒烟）。

□ 避免接触二手烟。

□ 不饮酒。

□ 避免过度劳累，规律作息，保证睡眠充足。

□ 可在医生指导下进行适量运动，但以不引起劳累和不适为宜。

□ 保持心情舒畅、情绪稳定，减轻精神压力。

● **治疗与康复**

□ 有症状的患者，或准备进行妇产科手术的患者，以及确诊但没有症状的孕妇，均应在医生指导下用药治疗。

□ 性伴侣一般不需要治疗。

□ 治疗后如不再有外阴瘙痒、阴道分泌物有异味等症状，不需要随访。

其他指导建议

医生/指导人员签名：   咨询电话：   日期：   年   月   日

细菌性阴道病患者健康教育处方使用说明

★使用对象：细菌性阴道病患者。

★使用方法

1. 本处方不能替代医务人员开具的医疗处方，主要用于患者健康生活方式指导。

2. 医务人员应结合患者的病情、健康危险因素等，提供有针对性的健康指导。

滴虫阴道炎患者健康教育处方

姓名：　　　　性别：　　　　年龄：　　　　诊断：

　　滴虫阴道炎是由阴道毛滴虫引起的常见阴道炎症。主要症状包括阴道分泌物增多、外阴瘙痒，可有灼热感、疼痛等，有些合并尿道感染的患者会有尿频、尿痛等。滴虫阴道炎可导致盆腔炎，怀孕女性患病可导致早产等，因此需及时治疗。

　　滴虫阴道炎主要经性接触直接传播，也可以通过受污染的公共浴池、浴盆、浴巾、游泳池、坐便器、衣物、器械等间接传播。

　　采取健康生活方式，积极治疗，有助于身体康复，改善生活质量。

健康指导建议（请关注"□"中打"√"条目）

●健康生活方式

□ 注意外阴清洁卫生，每天用清水清洗外阴。

□ 患病期间若发生性行为，应使用安全套。

□ 每天换洗内裤。换洗后的内裤及清洗外阴用的毛巾用清水煮沸 5~10 分钟，以消灭滴虫。

□ 与家人（特别是女性亲属，如女儿）要分开使用毛巾、洗下身的盆以及床单等，避免互相传染。

□ 食物多样，营养均衡，多吃新鲜蔬菜、水果、奶类、豆制品，适量吃鱼、禽、蛋、瘦肉。

□ 不吸烟（吸烟者戒烟）。

□ 避免接触二手烟。

□ 不饮酒。

□ 避免过度劳累，规律作息，保证睡眠充足。

□ 可在医生指导下进行适量运动，但以不引起劳累和不适为宜。

□ 保持心情舒畅、情绪稳定，减轻精神压力。

●治疗与康复

□ 遵医嘱用药。

□ 需要同时对性伴侣进行治疗。

□ 治疗后遵医嘱复查。

其他指导建议

_____

_____

_____

_____

_____

_____

医生 / 指导人员签名： 咨询电话： 日期： 年 月 日

滴虫阴道炎患者健康教育处方使用说明

★**使用对象**：滴虫阴道炎患者。

★**使用方法**

1. 本处方不能替代医务人员开具的医疗处方,主要用于患者健康生活方式指导。

2. 医务人员应结合患者的病情、健康危险因素等,提供有针对性的健康指导。

急性宫颈炎患者健康教育处方

姓名：　　　　　性别：　　　　　年龄：　　　　　诊断：

急性宫颈炎指子宫颈的急性炎症，可由多种病原体引起（如淋病奈瑟菌、沙眼衣原体等性传播疾病病原体，以及其他细菌、病毒和支原体等），还可能与宫颈损伤、宫颈异物等有关。大部分患者没有明显症状。有症状者主要表现为阴道分泌物（白带）增多，呈黏液脓性，可出现月经间期出血、性交后出血等。急性宫颈炎如果未能及时正确诊治，可引起子宫、输卵管等感染，导致盆腔炎、不孕等不良后果。

采取健康生活方式，积极治疗，有助于身体康复，改善生活质量。

健康指导建议（请关注"□"中打"√"条目）

●健康生活方式

□ 治疗期间避免性生活。

□ 食物多样，营养均衡，多吃新鲜蔬菜、水果、奶类、豆制品，适量吃鱼、禽、蛋、瘦肉。

□ 不吸烟（吸烟者戒烟）。

□ 避免接触二手烟。

□ 不饮酒。

□ 避免过度劳累，规律作息，保证睡眠充足。

□ 身体状况允许时可在医生指导下进行适量运动，但以不引起劳累和不适为宜。

□ 保持心情舒畅、情绪稳定，减轻精神压力。

●治疗与康复

□ 遵医嘱用药。

□ 如果经检查确诊是由性传播疾病病原体如淋病奈瑟菌、沙眼衣原体等引起，需要同时对性伴侣进行检查及治疗。

□ 由性传播疾病病原体引起的急性宫颈炎患者，在治疗后4~6周复查病原体。

□ 及时规范治疗细菌性阴道病、外阴阴道假丝酵母菌病等相关阴道炎症，避免发展为急性宫颈炎。

其他指导建议

_____

_____

_____

_____

_____

_____

_____

医生/指导人员签名：　　　　咨询电话：　　　　日期：　　年　　月　　日

急性宫颈炎患者健康教育处方使用说明

★**使用对象**：急性宫颈炎患者。

★**使用方法**

　1. 本处方不能替代医务人员开具的医疗处方，主要用于患者健康生活方式指导。

　2. 医务人员应结合患者的病情、健康危险因素等，提供有针对性的健康指导。

盆腔炎性疾病患者健康教育处方

姓名：　　　　　性别：　　　　　年龄：　　　　　诊断：

盆腔炎性疾病（简称"**盆腔炎**"）包括子宫内膜炎、输卵管炎、输卵管卵巢脓肿和盆腔腹膜炎等。主要病原体包括淋病奈瑟菌、沙眼衣原体等性传播疾病病原体，其他病原体如细菌、病毒和支原体也可引起盆腔炎。几乎所有病原体都是通过阴道上行感染宫颈，进而导致盆腔炎。

盆腔炎的主要症状包括发热、下腹痛、阴道分泌物（白带）增多等。如果延误治疗可能导致不孕、宫外孕、卵巢脓肿、慢性盆腔痛等疾病。

采取健康生活方式，积极治疗，有助于身体康复，改善生活质量。

健康指导建议（请关注"□"中打"√"条目）

●健康生活方式

□ 治疗期间避免性生活。

□ 食物多样，营养均衡，多吃新鲜蔬菜、水果、奶类、豆制品，适量吃鱼、禽、蛋、瘦肉。

□ 不吸烟（吸烟者戒烟）。

□ 避免接触二手烟。

□ 不饮酒。

□ 避免过度劳累，规律作息，保证睡眠充足。

□ 身体状况允许时可在医生指导下进行适量运动，但以不引起劳累和不适为宜。

□ 保持心情舒畅、情绪稳定，减轻精神压力。

●治疗与康复

□ 遵医嘱持续规范治疗。出现盆腔脓肿的部分患者需要手术治疗。

□ 使用抗生素治疗的患者，应在3天内复查。如果症状没有好转，建议进一步检查，确定是否需要住院治疗。

□ 由性传播疾病病原体如淋病奈瑟菌、沙眼衣原体等引起的盆腔炎患者，需在治疗后遵医嘱复查病原体。

□ 盆腔炎患者出现症状前60天内接触过的性伴侣，需要进行检查，根据检查结果决定是否需要治疗。

□ 及时规范治疗细菌性阴道病、外阴阴道假丝酵母菌病等相关阴道炎症和宫颈炎症，避免发展为盆腔炎。

●急症处理

□ 如病情加重，尤其是出现下列情况，应尽快到医院就诊：
（1）持续高热、寒战。

(2) 下腹部疼痛、恶心、呕吐等。

(3) 其他严重情况。

其他指导建议

_____

_____

_____

_____

_____

_____

_____

医生 / 指导人员签名：　　　　咨询电话：　　　　日期：　　　年　　月　　日

盆腔炎性疾病患者健康教育处方使用说明

★使用对象：盆腔炎性疾病患者。

★使用方法

　1. 本处方不能替代医务人员开具的医疗处方，主要用于患者健康生活方式指导。

　2. 医务人员应结合患者的病情、健康危险因素等，提供有针对性的健康指导。

孕期贫血患者健康教育处方

姓名：　　　　性别：　　　　年龄：　　　　诊断：

　　孕期容易发生贫血，以缺铁性贫血为主，其诊断标准是孕期血红蛋白含量小于 110g/L。贫血轻者症状不明显，或只有皮肤、口唇和睑结膜稍苍白；随着贫血的加重，可出现乏力、头晕、心慌、气短、食欲不振等情况。贫血可以增加妊娠期高血压疾病、产后出血、产褥感染、产后抑郁及早产、低出生体重、新生儿窒息、婴幼儿贫血等危险，严重贫血还可危及孕妇和胎儿生命。

　　孕期贫血的主要危险因素包括有贫血病史、孕前月经量多、多次怀孕或 1 年内连续怀孕、素食、胃肠功能紊乱等。

　　采取健康生活方式，积极规范治疗，有助于身体康复，改善母婴健康和生活质量。

健康指导建议（请关注"□"中打"√"条目）

●健康生活方式

□ 食物多样，营养均衡，不偏食，不挑食。

□ 动物性食品补铁效果好。鼓励每天吃鱼、禽、蛋、瘦肉共约 3~5 两（150~250 克），其中包括畜禽瘦肉 1~3 两（50~150 克）。

□ 每周吃 1~2 次动物血或肝脏。

□ 每天吃 1 斤（500 克）左右新鲜蔬菜，深绿色或橙红色等有色蔬菜至少占一半。

□ 每天吃 4~8 两水果（200~400 克，如 1~2 个中等大小的苹果）。

□ 避免喝浓茶、浓咖啡和奶茶。

□ 不吸烟（吸烟者戒烟）。

□ 避免接触二手烟。

□ 不饮酒。

□ 关注体重变化，保持适宜体重。

□ 避免过度疲劳，规律作息，保证充足睡眠。

□ 身体状况允许时可在医生指导下进行适量运动，但以不引起劳累和不适为宜。

□ 保持心情舒畅、情绪稳定，减轻精神压力。

●治疗与康复

□ 遵医嘱服药，不要自行停药或调整药物。

□ 餐前 1 小时同服铁剂与维生素 C，利于铁剂吸收。铁剂不与钙剂同服。

□ 遵医嘱定期复查血常规，了解贫血治疗情况。

□ 如同时患有胃肠功能紊乱或消化不良等疾病，应及时就医，以免影响铁的摄入和吸收。

□ 血红蛋白恢复正常后，应继续口服铁剂 3~6 个月或至产后 3 个月，避免再次出现贫血。

●急症处理

□ 如病情加重,尤其出现下列情况,应尽快到医院诊治。

(1) 如出现头晕、眼花、头痛、耳鸣、心慌、心悸、气促、嗜睡、注意力不集中、反应迟钝、手脚麻木或针刺感,甚至昏厥等症状,或血红蛋白低于70g/L,提示贫血较重,应尽快就医。

(2) 补铁剂2周后,如症状未好转,应到医院进一步查找贫血原因。

(3) 其他严重情况。

其他指导建议

_____

_____

_____

_____

_____

_____

_____

_____

医生/指导人员签名: 咨询电话: 日期: 年   月   日

孕期贫血患者健康教育处方使用说明

★使用对象:孕期贫血患者。

★使用方法

1. 本处方不能替代医务人员开具的医疗处方,主要用于患者健康生活方式指导。

2. 医务人员应结合患者的病情、健康危险因素等,提供有针对性的健康指导。

孕产期抑郁患者健康教育处方

姓名：   性别：   年龄：   诊断：

孕产期抑郁（又称"围生期抑郁"）是指特发于女性妊娠期及产后 4 周内的抑郁症，但临床上常延长到产后 1 年，包括孕期抑郁及产后抑郁。若不治疗，一般持续半年以上，但严重的也可持续 1~2 年，至少一半以上存在复发风险。

孕产期抑郁主要表现为情绪低落、高兴不起来、没有兴趣、易疲劳、精力差、焦虑烦躁、易起急、失眠、食欲差、自责内疚、悲观消极等。孕产期抑郁的危害很大，严重时会影响孕产妇及婴幼儿的身心健康、胚胎发育、母婴关系，甚至孩子成年后的身心健康，部分孕产妇会出现伤害自己及孩子的行为。

孕产期抑郁真正的病因并不明确，孕产期激素水平的剧烈变化起到重要的作用，其他主要的危险因素包括既往抑郁症史、孕期焦虑、应激事件及缺乏家庭社会支持等。

采取健康生活方式，积极治疗和康复训练，可有效促进孕产妇心理健康，促进家庭幸福与社会和谐。

健康指导建议（请关注"□"中打"√"条目）

●健康生活方式

□ 学习了解怀孕、分娩、哺乳和育儿等方面的知识，减轻担心与焦虑。

□ 保持积极、乐观的良好心态，积极看待事物，积极适应怀孕、生孩子带来的各种变化。

□ 遇到不开心的事，学会通过与家人、朋友聊天，做让自己感到心情放松的事，如散步、看电视、听音乐等，缓解紧张情绪，保持心情愉悦。

□ 遇到问题和困难，及时向家人、朋友倾诉和求助，主动寻求抚慰和情感支持，妥善解决问题。

□ 丈夫是应对孕产期抑郁的重要角色，应关注妻子的情绪变化，提供及时恰当的情感支持，加强沟通，与妻子共同承担家庭责任和育儿义务。

□ 合理安排工作和生活，劳逸结合。

□ 养成良好的睡眠习惯，保证充足睡眠。

□ 食物多样，营养均衡，多吃新鲜蔬菜、水果、奶类、豆制品，适量吃鱼、禽、蛋、瘦肉。

□ 身体状况允许时可在医生指导下进行适量运动，但以不引起劳累和不适为宜。

□ 在做好个人防护的前提下，多到户外活动、晒太阳。

□ 尽量避免饮用如咖啡、浓茶等容易导致兴奋的饮料。

□ 不吸烟(吸烟者戒烟)。

□ 避免接触二手烟。

□ 不饮酒。

●治疗与康复

□ 一旦确诊,尽早治疗,避免讳疾忌医。

□ 适用的治疗方法包括心理治疗、药物治疗、物理治疗及其他治疗,与专科医生共同协商确定具体治疗方案,并在专科医生的指导下系统治疗。

□ 定期复查。如发现病情反复或加重,应尽快寻求专科医生帮助。

□ 病情缓解后尽快恢复家庭及社会角色,合理安排生活、工作与育儿,避免过度劳累,防止疾病复发。

□ 家人、同事的理解、陪伴和关爱是强有力的情感支持,有助于患者保持良好的心态,积极面对疾病,早日康复。

●急症处理

□ 如病情加重,尤其是出现下列情况,应尽快到医院就诊,同时需要家人密切监护。

(1) 存在伤害自己及孩子的想法及行为。

(2) 生活不能自理。

(3) 服药后出现明显的药物不良反应。

(4) 其他严重情况。

其他指导建议

_____

_____

_____

_____

_____

_____

_____

医生/指导人员签名:　　　　咨询电话:　　　　日期:　　　年　　月　　日

孕产期抑郁患者健康教育处方使用说明

★使用对象:孕产期抑郁患者及其家属。

★使用方法

1. 本处方不能替代医务人员开具的医疗处方,主要用于患者健康生活方式指导。

2. 医务人员应结合患者的病情、健康危险因素等,提供有针对性的健康指导。

四、儿童青少年疾病

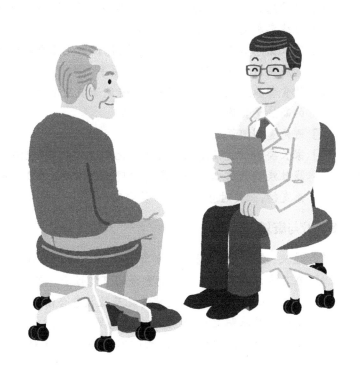

儿童先天性心脏病患者健康教育处方

姓名： 性别： 年龄： 诊断：

先天性心脏病（简称"先心病"）是由于胎儿时期心脏血管发育异常而导致的先天性心脏畸形。常见的先心病有室间隔缺损、房间隔缺损、动脉导管未闭、肺动脉狭窄、法洛四联症等。

先心病患儿可出现反复呼吸道感染、喂养困难、气促、易出汗、活动力差、生长发育迟缓等。紫绀型先心病患儿则表现为口周发绀、杵状指（趾），走路时常喜欢有下蹲动作。婴儿出生后即有颜面口唇、甲床青紫，往往为复杂先心病的表现。

先心病的预防很重要。备孕父母要保持身体健康、心情愉悦，有良好的生活习惯（戒烟、戒酒等）。特别是孕早期注意预防感冒及各种疾病的发生，发生疾病要在医生指导下谨慎用药。特殊情况下，医生可提出是否继续妊娠的建议。

大多数先心病患儿如果得到及时治疗，不会对孩子产生太大影响，畸形纠治后，患儿可以像正常孩子一样生长发育。一旦错过治疗时间（多指学龄前），先天畸形带来的继发性改变，会让病情变得复杂，后续治疗更加困难，治疗风险增加，甚至失去手术机会。

采取健康生活方式，积极治疗，有助于身体康复，改善生活质量。

健康指导建议（请关注"□"中打"√"条目）

●健康生活方式

□ 预防感冒，避免感染。避免去人群密集场所，防止交叉感染。

□ 杜绝参加高强度、剧烈的运动。

□ 家长需悉心照顾患儿，生活规律，保证患儿休息和睡眠充足，避免劳累。

□ 养成良好的卫生习惯，饭前便后洗手。

□ 饮食营养卫生，保证充足热量，避免油腻及辛辣食物。偏瘦的儿童，要遵医嘱喂养特殊的高热量食物。

□ 避免受到烟草危害。

□ 家长要密切关注患儿的情绪变化和心理状况，理解和关爱患儿，帮助患儿建立自信和战胜疾病的信心。如果患儿出现烦躁不安、恐惧及抑郁等表现时，及时给予安抚和情感支持，必要时寻求专业人员帮助。

●治疗与康复

□ 症状、病变较轻，对生长发育影响不大的先心病患儿，因其有自然愈合的可能（一般在2岁以内愈合，5岁以后愈合的可能性小），可暂不手术，但应每半年至一年随诊复查一次，以掌握肺动脉压变化情况及缺损愈合情况，确定是否手术及手术时机。

□ 对一些症状明显（如反复呼吸道感染、肺炎、心功能不全）、病变较重（如完全性肺静脉异位引流、房室间隔缺损、大的室间隔缺损、大的动脉导管未闭或复合畸形）的先心病患儿,应及时手术。

☐ 法洛四联症患儿一般应在 1 岁内予以手术治疗,长期缺血缺氧将影响其他器官的发育,加重继发畸形,影响手术远期疗效。而对于常出现缺氧发作的患儿则无年龄限制,应尽早手术。

☐ 严重的紫绀先心病患儿(如大动脉转位、肺动脉闭锁等),由于其生存受到严重威胁,需在新生儿期立即手术。

☐ 术后患儿要适当运动,并接受 1~3 个月的强心利尿治疗,促进心脏康复。

☐ 病情复杂、需分期手术的患儿,要遵医嘱按时复查,以确定后续治疗的时间和方式。

● 急症处理

☐ 如病情加重,尤其是出现下列情况,应尽快到医院就诊:

(1) 喂养困难或婴儿拒食,呼吸急促,哭闹及吃奶后口唇青紫。

(2) 缺氧发作(可表现为晕厥、发绀加重等)。

(3) 其他严重情况。

其他指导建议

_____

_____

_____

_____

_____

_____

_____

_____

医生 / 指导人员签名:　　　　咨询电话:　　　　日期:　　年　　月　　日

儿童先天性心脏病患者健康教育处方使用说明

★ 使用对象:儿童先天性心脏病患者的父母或看护人。

★ 使用方法

1. 本处方不能替代医务人员开具的医疗处方,主要用于患者健康生活方式指导。

2. 医务人员应根据每位患者的病程、具体的健康危险因素等,有针对性地提供健康指导。

儿童急性白血病患者健康教育处方

姓名：　　　　　性别：　　　　　年龄：　　　　　诊断：

急性白血病是造血系统的恶性疾病，发病率居儿童恶性肿瘤首位。由于白血病细胞在骨髓内异常增生和聚集并抑制正常造血，导致红细胞、中性粒细胞和血小板减少，临床可表现为贫血、发热、皮肤黏膜出血(如鼻出血)等。白血病细胞也可侵犯髓外组织，如肝、脾、淋巴结、脑膜、性腺、骨组织等，从而引起肝脾淋巴结肿大、中枢神经系统异常、睾丸肿大及关节疼痛等。白血病发病机制尚不明确，但已明确不是遗传性疾病，辐射、烷化剂及苯制剂暴露可能是潜在诱发因素。

儿童急性白血病预后良好，目前儿童急性淋巴细胞白血病的治愈率已达 80% 以上；急性髓细胞白血病的总体治愈率已达 70% 左右，其中急性早幼粒细胞白血病的治愈率已达 90% 以上。一旦确诊，应尽早前往具有诊治儿童血液肿瘤疾病能力的儿童医院或三级甲等医院的儿科血液肿瘤中心积极接受治疗。

生活方式干预是帮助患儿顺利渡过化疗期的重要措施之一。采取健康生活方式，积极治疗，有助于身体康复，改善生活质量。

健康指导建议（请关注"□"中打"√"条目）

●健康生活方式

□ 家长需悉心照顾患儿，生活规律，保证患儿休息和睡眠充足，避免劳累。

□ 居住环境每日通风消毒，避免去人群密集场所，防止交叉感染。白细胞低下或强化疗期间，外出时佩戴口罩。

□ 保持手清洁卫生，饭前便后洗手。

□ 注意口腔卫生，三餐前后生理盐水漱口。血小板高于 $30×10^9/L$ 时晨起及睡前用牙膏刷牙，低于 $30×10^9/L$ 时用生理盐水或医用漱口水含漱 1 分钟以上。

□ 预防会阴及肛周黏膜感染，便后温水清洗肛周，女童需注意清洁外阴。

□ 饮食营养卫生，保证充足热量。避免外出就餐，水果需新鲜且易清洗。餐具每日消毒。化疗后出现中性粒细胞缺乏的患儿，食物需经过高温蒸煮。

□ 合理饮食，避免油腻及辛辣食物。注意膳食纤维摄入，保证每日排便，避免出现便秘。遵守特殊化疗药物治疗对饮食的要求(如门冬酰胺酶化疗期间应低脂饮食)。

□ 化疗后血小板降低的患儿，吃软食，避免剧烈活动及磕碰。

□ 避免受到烟草危害。

□ 休疗期间，病情平稳、血常规基本正常的患儿，可恢复社交。

□ 家长要密切关注患儿的情绪变化和心理状况，理解和关爱患儿，帮助患儿建立自信和战胜疾病的信心。如果患儿出现烦躁不安、恐惧及抑郁等表现时，及时给予安抚和情感支持，必要时寻求专业人员帮助。

●治疗与康复

☐ 在儿童血液肿瘤专科医师指导下,接受长期规律治疗,不可随意中断治疗。儿童急性白血病平均80%能治愈,多数仅通过化疗可获得良好预后,切勿轻易放弃治疗。

☐ 化疗期间注意观察患儿化疗反应及副作用情况,出现病情变化,及时就诊。

☐ 遵医嘱定期随诊,对原发病及脏器功能进行评估。停药一年内每3~6个月复诊一次,进行全面评估。停药第二年后每3~6个月复查血常规,每年进行正常儿童体格检查,出现复发症状随时复诊。

☐ 关注远期生活质量,定期对认知、心理、内分泌及生殖等发育情况进行检查评估。

●急症处理

☐ 如病情加重,尤其出现下列情况,应尽快到有条件的医院进行救治:
(1) 化疗后出现白细胞明显减少等重度骨髓抑制,并伴发热。
(2) 出现精神状态差、胸闷、呼吸困难、明显腹痛、肢体麻痹、肢体活动异常、少尿等。
(3) 出现明显出血倾向,如严重鼻出血、皮肤瘀点瘀斑、牙龈出血、便血、血尿等。
(4) 其他严重情况。

其他指导建议

_____

_____

_____

_____

_____

_____

_____

医生 / 指导人员签名:　　　　咨询电话:　　　　日期:　　年　　月　　日

儿童急性白血病患者健康教育处方使用说明

★使用对象:儿童急性白血病患者的父母或看护人。

★使用方法

1. 本处方不能替代医务人员开具的医疗处方,主要用于患者健康生活方式指导。

2. 医务人员应结合患者的病情、健康危险因素等,提供有针对性的健康指导。

儿童癫痫患者健康教育处方

姓名：　　　　　　性别：　　　　　　年龄：　　　　　　诊断：

癫痫是儿童神经系统常见的发作性疾病。癫痫发作是指脑神经元异常、过度同步化放电所造成的一过性临床表现。间隔 24 小时以上，出现至少 2 次无诱因的癫痫发作即可诊断为癫痫。

癫痫发作的临床表现多种多样，可表现为肢体抽搐、意识丧失、感觉异常、大小便失禁、情感及行为障碍等，但对同一个患者来说发作表现相对固定。癫痫可在任何年龄起病，表现为一种或多种发作形式，部分患者可伴智力或运动发育落后、注意力缺陷多动障碍、学习困难和精神障碍等。癫痫患者可出现自卑、注意力下降、成绩下降等心理、行为、认知、学业及社会问题，严重影响患者生活质量。

约 70% 的患者通过正规的抗癫痫药物治疗，发作可得到控制，约 30% 的患者为药物难治性癫痫。少数发作控制不佳的患者在病程中可出现癫痫持续状态（癫痫持续发作超过 30 分钟或反复发作中意识持续不恢复超过 30 分钟）。癫痫控制效果与癫痫的病因、抗癫痫药物的合理选择和应用等有关。

采取健康生活方式，积极治疗和控制癫痫发作，有助于身体康复，改善生活质量。

健康指导建议（请关注"□"中打"√"条目）

●健康生活方式

□ 家长需悉心照顾患者，注意观察和记录患者的癫痫发作情况和治疗情况。

□ 避免强烈的声光刺激。

□ 避免游泳、玩惊险刺激的游戏（如坐过山车）等，以免发生意外伤害。

□ 生活规律，保证充足的睡眠。

□ 避免受到烟草危害。

□ 饮食与同龄儿童相仿，没有特别的禁忌。

□ 家长要密切关注患者的情绪变化和心理状况，理解和关爱患者，帮助患者建立自信和战胜疾病的信心。如果患者出现烦躁不安、恐惧及抑郁等表现时，及时给予安抚和情感支持，必要时寻求专业人员帮助。

●治疗与康复

□ 长期药物治疗。遵医嘱坚持长期规律药物治疗，不要自行停药或调整药物。

□ 监测和记录癫痫发作及治疗情况。准备记录本，及时记录癫痫发作的时间、形式、影响发作的因素，记录相应药物治疗的调整情况等。

□ 定期复查。在医生指导下定期复查抗癫痫药物血浓度及脑电图等，监测药物不良反应，调整药物剂量。

□ 注意药物不良反应。初次服药前应通读药物说明书，了解药物的不良反应。初次用药后应注意皮疹、发热、性格改变等症状,并根据服用药物定期监测血常规、肝肾功能等生化指标,在医生的指导下预防和尽早发现药物的不良反应。

☐ 药物以外的治疗。如抗癫痫药物控制发作欠佳,必要时可在医生指导下进行生酮饮食(高脂肪、低碳水化合物和低蛋白质饮食)治疗或癫痫外科手术评估。

☐ 将患者患癫痫情况及急症处理方式告知学校班主任,以便及时发现和处理。

●**急症处理**

☐ 如果癫痫发作持续时间超过5分钟或数小时内频繁出现癫痫发作,应拨打120呼叫救护车或及时到最近的医院就诊,尽快终止发作。

☐ 患者癫痫发作时,注意以下几点:

(1) 将患者的头偏向一侧,解开领口的扣子,保持呼吸道通畅。

(2) 记录发作的时间和表现,如果多人在旁边,可以录像记录发作情况。

(3) 不要将手指或其他物体塞入患者口中,防止误吸,多数患者发作可自行缓解。

(4) 避免强行按压患者身体,以免发生骨折。

☐ 就诊时携带记录患者日常发作情况及用药情况的记录本,有助于医生了解情况和选择抗癫痫药物。

其他指导建议

_____

_____

_____

_____

_____

_____

_____

医生/指导人员签名:　　　咨询电话:　　　日期:　　年　　月　　日

儿童癫痫患者健康教育处方使用说明

★**使用对象**:癫痫儿童的父母或看护人。

★**使用方法**

1. 本处方不能替代医务人员开具的医疗处方,主要用于患儿健康生活方式指导。

2. 医务人员应结合患者的病情、健康危险因素等,提供有针对性的健康指导。

5岁以下儿童营养不良患者健康教育处方

姓名：　　　　　性别：　　　　　年龄：　　　　　诊断：

5岁以下儿童营养不良主要包括生长迟缓、低体重和消瘦。5岁以下儿童营养不良不仅会导致儿童体格生长迟缓，影响儿童免疫功能和智力发育，而且会增加成年后患高血压、心血管疾病、糖尿病等慢性病的风险。

5岁以下儿童营养不良的主要影响因素包括食物供给不足，膳食能量和营养素摄入不足，疾病状态下的吸收不良或利用减少，消耗或排泄增加等。定期接受儿童健康管理服务、进行生长发育监测，采取母乳喂养等合理的喂养方式，提供充足的膳食营养，有助于预防和控制营养不足，促进儿童生长发育，提高儿童健康水平和生活质量。

健康指导建议（请关注"□"中打"√"条目）

● **健康生活方式**

0~23月龄婴幼儿：

□ 母乳喂养。坚持6月龄内纯母乳喂养，适时添加辅食后继续母乳喂养至2岁。

□ 6月龄起添加辅食。从富含铁的泥糊状食物（如肉泥、强化铁的米粉）开始，从少到多，从稀到稠，从一种到多种，逐步达到食物多样。

□ 食物多样化，保障充足能量和蛋白质等营养素供给。每天进食的食物至少包括母乳、动物性食物、谷薯类食物、蛋类、奶类、大豆类和坚果、深绿色或橙黄色蔬菜和水果、浅色蔬菜和水果等食物中的五大类。

□ 食物和能量供应充足。6月龄后婴儿每天除坚持母乳喂养外，需要添加2~4次辅食；1岁龄幼儿每天除继续母乳喂养外，需要添加3~4次辅食（包括正餐和加餐），逐渐达到普通膳食。

□ 耐心和顺应喂养，鼓励但不强迫进食；进行食育教育，培养良好饮食习惯。

□ 定期监测身长、体重，科学评估体格生长指标。

□ 配方奶粉是不能母乳喂养时的无奈选择，需在专业人员指导下选择婴幼儿配方奶粉，按照需要喂养，防止过度使用。

□ 若必要，遵医嘱适时补充维生素D和其他营养素。

□ 注意喂养安全。

□ 避免受到烟草危害。

2-5岁儿童：

□ 平衡膳食，食物多样，谷类为主。每天进食的食物应包括谷薯类、蔬菜水果类、畜禽鱼蛋奶类、大豆坚果类等。

□ 适量吃鱼、禽、蛋、瘦肉，保障蛋白质和能量需求，不吃或少吃烟熏和腌制肉制品。

□ 规律就餐，自主进食，不挑食，培养良好饮食习惯。

□ 每天饮奶，足量饮水，正确选择零食，不喝含糖饮料。

□ 保证户外活动,控制看电视或手机屏幕的时间。

□ 父母或看护人应定期监测儿童的身高、体重和食物的摄入情况,并评估体格生长指标。

□ 必要时,选择强化食品和营养素补充剂。

□ 注意饮食卫生和饮食安全。

□ 避免受到烟草危害。

● **治疗与康复**

□ 父母或看护人定期进行儿童营养咨询,了解孩子营养改善情况。

□ 如果是继发性营养不良,积极治疗原发病。

其他指导建议

_____

_____

_____

_____

_____

_____

_____

_____

医生 / 指导人员签名:　　　　咨询电话:　　　　日期:　　年　月　日

5 岁以下营养不良儿童健康教育处方使用说明

★ **使用对象**:5 岁以下营养不良儿童的父母或看护人。

★ **使用方法**

1. 本处方不能替代医务人员开具的医疗处方,主要用于患者健康生活方式指导。

2. 医务人员应结合患者的病情、健康危险因素等,提供有针对性的健康指导。

学龄前儿童肥胖患者健康教育处方

姓名： 性别： 年龄： 诊断：

肥胖是在遗传、环境因素作用下,因能量摄入超过能量消耗,导致体内脂肪积累过多而危害健康的一种慢性代谢性疾病。学龄前儿童的肥胖以原发性肥胖为主,与长期不健康饮食、运动不足、静坐时间过长、睡眠不足、精神紧张等因素有关。肥胖严重影响儿童身心健康,不仅会导致自卑、抑郁等心理健康问题,还会损害儿童呼吸、心血管、骨骼肌肉、生殖等各个系统,引起儿童高血压、糖尿病、血脂异常等疾病。

帮助儿童从小养成健康的饮食和运动习惯,是预防肥胖发生的最好方法。定期接受儿童健康管理服务,监测身高(或身长)、体重和体重指数(BMI)变化,有助于保持健康体重,促进儿童生长发育,提高儿童健康水平和生活质量。

健康指导建议(请关注"□"中打"√"条目)

●健康生活方式

- □ 平衡膳食,食物多样,食不过量。
- □ 母乳喂养是最好的开始;6 月龄后适时添加辅食;1 岁后,应该逐渐进入普通膳食,每天的食物应包括谷类、蔬菜水果类、畜禽鱼蛋奶类、大豆坚果类等。
- □ 不喝或少喝含糖饮料。
- □ 少吃肥肉、油炸食品和高糖食品(甜点心、糖果、冰棍、冰激凌等)。
- □ 父母或看护人应学习膳食营养知识和技能,做好儿童喂养和养育。
- □ 食物烹饪时少盐少油少糖。
- □ 鼓励儿童在家在园(幼儿园)自主进食,避免过度喂养。
- □ 使用适合年龄的小碗盛饭,控制进食速度(15~20 分钟 / 餐)。
- □ 减少在外就餐,鼓励在家就餐,提倡分餐制,培养良好生活习惯。
- □ 尽量减少静坐时间(看电视、玩手机、看电脑、打游戏等),每次固定在座椅、婴儿车、怀抱中的时间不超过 1 小时。静坐时鼓励进行亲子读书或讲故事等积极互动的活动。
- □ 每天进行 3 小时以上多种形式的身体活动,多做户外活动。
- □ 避免受到烟草危害。
- □ 规律作息,保证睡眠充足。

●治疗与康复

- □ 定期接受儿童健康管理服务。遵医嘱定期监测身高(或身长)、体重和体重指数(BMI)变化,体重增长过快时应及时就医。
- □ 在医生监督指导下进行饮食、运动等生活方式调整。
- □ 避免使用减肥药物和减肥手术。

●急症处理

□ 出现下列情况,应尽快到医院就诊:

    1. 出现严重打鼾或睡眠呼吸暂停。

    2. 有烦躁、哭闹不止等异常情况。

    3. 其他严重情况。

其他指导建议

_____

_____

_____

_____

_____

_____

_____

_____

医生/指导人员签名: 咨询电话: 日期: 年   月   日

学龄前儿童肥胖患者健康教育处方使用说明

★使用对象:学龄前肥胖儿童的父母或看护人。

★使用方法

1. 本处方不能替代医务人员开具的医疗处方,主要用于健康生活方式指导。

2. 医务人员应结合患者的病情、健康危险因素等,提供有针对性的健康指导。

儿童缺铁性贫血患者健康教育处方

姓名：　　　　　性别：　　　　　年龄：　　　　　诊断：

　　缺铁性贫血是儿童常见病，因体内铁储存缺乏导致血红蛋白合成减少而引起贫血。缺铁性贫血对儿童的生长发育影响很大，会造成儿童个子矮小、体弱、记忆力差、智力减退等。主要表现为面色苍白，口唇、指（趾）甲甲床缺乏血色；食欲减退；精神萎靡，活动时易感到疲倦无力；注意力不易集中，反应较慢，记忆力减退；易怒，常与小朋友发生冲突；常常反复感染细菌或病毒；可出现肝脾肿大等。

　　儿童缺铁性贫血发生的原因主要有：①先天铁储备不足：母亲孕前及孕期铁的摄入量不足，早产、低出生体重使胎儿铁储备不足。②铁摄入不足：婴儿满6月龄时未及时添加含铁丰富的辅食；儿童饮食中铁缺乏，或存在挑食、偏食等不良饮食习惯。③铁需要量高：生长发育快，摄入的铁不能满足生长发育的需要。④铁吸收减少或丢失过多：膳食中缺乏维生素C，摄入的铁吸收率低；长期腹泻等疾病影响身体对铁的吸收利用；感染寄生虫病等造成长期慢性失血。

　　采取健康生活方式，积极治疗，有助于减轻贫血，促进身体康复，改善儿童生长发育。

健康指导建议（请关注"□"中打"√"条目）

●健康生活方式

□ 母乳喂养。坚持6月龄内纯母乳喂养，添加辅食后继续母乳喂养至2岁。

□ 6月龄起添加辅食。从富含铁的泥糊状食物（如肉泥、强化铁的米粉）开始，从少到多，从稀到稠，从一种到多种，逐步达到食物多样。

□ 合理搭配孩子饮食。多吃含铁丰富及铁吸收率高的食物（瘦肉、肝脏、血等），同时增加绿叶蔬菜、新鲜水果等富含维生素C的食物摄入，促进铁的吸收。

□ 纠正孩子挑食、偏食等不良饮食习惯。

□ 幼儿、儿童不宜饮茶和咖啡，这些也能抑制铁吸收，应避免与含铁丰富的食物同时食用。

□ 孩子与家长都养成饭前便后洗手的习惯，清洁餐具，预防肠道感染性疾病和寄生虫病。

□ 避免受到烟草危害。

●治疗与康复

□ 轻度贫血患儿首选通过调整食物来改善贫血，如多吃瘦肉、肝脏和富含维生素C的食物。

□ 中重度贫血患儿在食物改善基础上，严格遵医嘱用营养补充剂或药物，改善需要时间，不要自行停药或更改服用剂量。

□ 遵医嘱复诊。

□ 定期监测血常规。

● 急症处理

□ 儿童口服铁剂时,如出现恶心、呕吐、腹痛、便秘、腹泻等不良反应,或出现其他严重情况,应及时就诊。

其他指导建议

_____

_____

_____

_____

_____

_____

_____

医生 / 指导人员签名：　　　　咨询电话：　　　　日期：　　年　　月　　日

儿童缺铁性贫血患者健康教育处方使用说明

★ 使用对象:缺铁性贫血儿童的父母或看护人。

★ 使用方法

　1. 本处方不能替代医务人员开具的医疗处方,主要用于患者健康生活方式指导。

　2. 医务人员应结合患者的病情、健康危险因素等,提供有针对性的健康指导。

儿童肺炎患者健康教育处方

姓名：　　　　　性别：　　　　　年龄：　　　　　诊断：

肺炎通常是由各种病原体引起的肺部炎症，表现为发热、咳嗽、气促等。肺部听诊可听到中细湿啰音，或胸部X线检查发现点片状阴影。大多数患儿起病较急，少数患儿起病则较隐匿。

轻症肺炎经及时、正规治疗常可完全康复。重症肺炎需治疗时间较长，且可能遗留肺不张、支气管扩张和闭塞性细支气管炎等后遗症，如治疗不及时，可引起呼吸衰竭和全身各脏器功能衰竭，甚至死亡。

多数肺炎为感染性疾病，致病因素为病原体通过呼吸道侵入肺部。年幼儿（尤其是低出生体重儿）、先天性心脏病、缺铁性贫血、维生素D缺乏性佝偻病和免疫缺陷等患儿易感，秋冬寒冷季节、劳累、受凉等是常见的诱发因素。

采取健康的生活方式，积极治疗，有助于身体康复，改善生活质量。

健康指导建议（请关注"□"中打"√"条目）

●健康生活方式

□ 保证休息，发热患儿可适当多饮水。

□ 给予营养充足、清淡、易消化饮食。尤其是伴呕吐、腹泻等胃肠症状者，可以少量多餐。小婴儿应避免呛奶。

□ 加强护理，勤翻身。

□ 适当开窗，保持室内空气流通。

□ 佩戴口罩，勤洗手，减少与他人密切接触。避免去人群密集场所，防止交叉感染。

□ 避免受到烟草危害。

●治疗与康复

□ 遵医嘱按时、按量服药。不擅自停药或调整药物，尤其是抗生素类药物。

□ 咳嗽较重者，遵医嘱服用止咳药物。痰多者，可雾化治疗或拍背促进排痰。

□ 遵医嘱出院后1~2周复诊。

□ 如果肺部影像学检查结果持续异常，应长期随诊，在医生指导下进行治疗和适当康复训练。

●急症处理

□ 如病情加重，特别是突然出现剧烈咳嗽、憋气或呼吸困难，或出现其他严重情况，应立即就医。

其他指导建议

_____

_____

_____

_____

_____

_____

医生 / 指导人员签名：　　　　咨询电话：　　　　日期：　　　年　　月　　日

儿童肺炎患者健康教育处方使用说明

★使用对象：肺炎儿童的父母或看护人。

★使用方法

　1. 本处方不能替代医务人员开具的医疗处方，主要用于患儿健康生活方式指导。

　2. 医务人员应结合患儿的病情、健康危险因素等，提供有针对性的健康指导。

儿童腹泻病患者健康教育处方

姓名：　　　　　性别：　　　　　年龄：　　　　　诊断：

　　儿童腹泻病是以大便次数增多和大便性状改变为特点的儿童常见疾病,6月龄到2岁婴幼儿发病率高,是造成儿童营养不良、贫血及生长发育落后的主要原因之一。轻型腹泻主要表现为食欲不振,大便次数增多,偶有溢乳或呕吐,多在数日内痊愈。重型腹泻除了较重的胃肠道症状外,还伴有明显的脱水、电解质紊乱和全身感染中毒症状。

　　儿童腹泻病主要致病因素包括肠内或肠外感染,以轮状病毒、诺如病毒最为常见;非感染因素包括饮食因素、喂养不当、过敏、乳糖不耐受等;气候突然变化、腹部受凉、天气过热等也会引起小儿腹泻。

　　采取健康的生活方式,积极治疗,有助于患儿身体康复,改善生活质量。

健康指导建议(请关注"□"中打"√"条目)

●健康生活方式

□ 腹泻期间,不应禁食,应鼓励进食。如进食量少,可少量多餐,尽早恢复正常饮食。

□ 婴幼儿提倡继续母乳喂养,适当增加母乳喂养次数。配方奶喂养者可选择低乳糖或无乳糖配方奶粉。

□ 年龄较大的患儿,宜进食清淡、易消化食物,避免进食高脂、高糖食物(包括碳酸饮料、果冻、罐装果汁、甜点心和其他含糖饮料)。

□ 注意饮食卫生。婴幼儿使用的餐具、奶瓶应每日煮沸消毒一次,每次使用前都应该用开水洗烫。

□ 注意环境卫生。做好婴幼儿玩具和生活日用品的清洁卫生,妥善处理患儿的排泄物。

□ 养成良好的卫生习惯。饭前便后洗手,母亲或家人接触孩子前要洗手,尤其母亲在哺乳前要洗手。

□ 保证营养均衡,积极防治营养不良,增强机体抵抗力。

□ 避免受到烟草危害。

□ 疑似诺如病毒感染的腹泻,应尽快就医。同时应尽快采取消毒措施,推荐使用含氯消毒剂。流行期间要做好隔离工作,患儿不要到公共场所,防止交叉感染。

□ 接种轮状病毒疫苗,可预防轮状病毒腹泻。

●治疗与康复

□ 必要时,遵医嘱进行特殊饮食治疗。

□ 给患儿足够液体以预防脱水,应用口服补液盐Ⅲ预防和治疗脱水。

□ 必要时遵医嘱服药,避免滥用抗生素和肾上腺皮质激素。

□ 如腹泻持续超过2周,应及时复诊。

□ 建议补充锌制剂10~14天,可加快康复。

●急症处理

□ 如病情加重,尤其是出现下列情况,应及时到医院就诊:

(1) 腹泻加重,大便次数和量增加。

(2) 频繁呕吐,无法进食或口服补液者。

(3) 高热(<3月龄:38℃以上;≥3月龄:39℃以上)。

(4) 明显口渴、眼窝凹陷、烦躁易激怒、少尿、精神差。

(5) 便血。

(6) 年龄<6月龄、有慢性病史者,出现合并症状(如腹痛、抽搐等)。

(7) 其他严重情况。

其他指导建议

医生/指导人员签名: 咨询电话: 日期: 年 月 日

儿童腹泻病患者健康教育处方使用说明

★使用对象:腹泻病儿童的父母或看护人。

★使用方法

1. 本处方不能替代医务人员开具的医疗处方,主要用于患儿健康生活方式指导。

2. 医务人员应结合患儿的病情、健康危险因素等,提供有针对性的健康指导。

儿童龋病患者健康教育处方

姓名：　　　　　性别：　　　　　年龄：　　　　　诊断：

龋病是人类最常见的口腔疾病之一，是在以细菌感染为主的多种因素影响下，牙齿发生慢性破坏的一种疾病。患有龋病的牙齿又称龋齿，俗称"虫牙""蛀牙"。龋病会引起牙齿疼痛，影响咀嚼和食物的消化吸收，继而影响儿童的生长发育。

龋病的主要症状随着龋洞由浅到深逐渐加重。龋病早期没有疼痛不适的感觉，仅在牙面上有黑点或白斑。进一步发展可形成黑色龋洞，遇酸、甜、冷、热刺激时感到疼痛不适，严重时疼痛明显。如果龋病没有得到及时治疗，可继续发展为"牙髓炎"或"根尖周炎"，可能出现冷热刺激剧痛、自发疼痛、睡觉时疼痛、牙龈和／或面部肿胀等症状。所以龋病要早期发现、及时治疗。

口腔中的细菌，利用食物中的糖，分解产生酸性物质，腐蚀牙齿，长时间便会形成"龋齿"。及时清除口腔中的牙菌斑，控制含糖食品及酸性物质的摄入，有助于减少龋病的发生。

采取健康生活方式和预防措施，积极治疗，有助于牙齿健康。

健康指导建议（请关注"□"中打"√"条目）

●健康生活方式

- □ 不让婴儿含奶嘴睡觉，进食后喝温开水以清洁口腔。
- □ 从出生开始，家长要养成用纱布或指套牙刷为儿童清洁口腔的习惯。
- □ 正确刷牙。每天早晚各一次用含氟牙膏，采用圆弧法刷牙，面面俱到，每次刷牙时间不少于 2 分钟。
- □ 学龄前儿童在自己刷牙后，可由家长帮助刷牙，以清洁儿童未刷净的部位。
- □ 每天刷牙后，可由家长帮助儿童使用牙线清洁牙缝。睡前清洁牙缝更重要。
- □ 晚上睡前刷牙后不再进食。
- □ 饮食均衡，吃饭不挑食，多吃蔬菜水果等纤维素含量高、营养丰富的食物。
- □ 规律饮食。除每日 3 餐外，加餐次数不超过 3 次，零食尽量与加餐同时食用。
- □ 不喝或少喝含糖饮料和碳酸饮料。
- □ 避免受到烟草危害。

●治疗与康复

- □ 定期口腔检查。建议每 6 个月进行一次口腔检查，及时发现并治疗龋病。
- □ 遵医嘱，必要时每 3 个月至半年一次局部应用氟化物（例如含氟涂料等）。
- □ 遵医嘱，必要时接受窝沟封闭，保护"六龄齿"（第一恒磨牙）。

●急症处理

- □ 如病情加重，尤其是出现下列情况，应尽快到医院就诊：

(1) 无明显诱因的牙齿自发疼痛或夜间疼痛。

(2) 牙龈或面部疼痛、肿胀影响进食。

(3) 其他严重情况。

其他指导建议

_____

_____

_____

_____

_____

_____

_____

医生 / 指导人员签名：　　　咨询电话：　　　日期：　　　年　　月　　日

儿童龋病患者健康教育处方使用说明

★使用对象：儿童龋病患者的父母或看护人。

★使用方法

1. 本处方不能替代医务人员开具的医疗处方，主要用于患儿健康生活方式指导。

2. 医务人员应结合患儿的病情、健康危险因素等，提供有针对性的健康指导。

青少年肥胖患者健康教育处方

姓名： 性别： 年龄： 诊断：

肥胖是在遗传、环境因素作用下，因能量摄入超过能量消耗，导致体内脂肪积累过多而危害健康的一种慢性代谢性疾病。青少年以单纯性肥胖为主。肥胖严重影响青少年身心健康，它不仅会导致自卑、抑郁等心理健康问题，还会损害青少年的呼吸、心血管、骨骼肌肉、生殖等各个系统，引起青少年高血压、糖尿病、血脂异常等疾病。青少年肥胖可延续至成年，增加成年期2型糖尿病、心脑血管疾病、不孕症、腰椎间盘脱出、痛风、胆石症、癌症等疾病的发生风险。青少年体重指数【BMI＝体重(千克)/身高(米)^2】大于或等于相应性别、年龄组"肥胖"界值点者，可初步判断为肥胖。

青少年肥胖的影响因素包括长期不健康饮食、运动不足、静坐时间过长、睡眠不足、精神紧张等。

预防和控制青少年肥胖发生发展的关键是帮助他们建立良好的生活习惯。定期监测BMI变化，采取健康生活方式，积极干预，有助于保持健康体重，提高青少年的健康水平和生活质量。

健康指导建议（请关注"□"中打"√"条目）

●健康生活方式

□ 平衡膳食，食不过量，校内校外不暴饮暴食。

□ 食物多样，谷类为主，控制每天总能量摄入。每天进食的食物应包括谷薯类、蔬菜水果类、畜禽鱼蛋奶类、大豆坚果类等。

□ 不喝或少喝含糖饮料。

□ 少吃肥肉、油炸食品和高糖食品(甜点心、糖果、冰棍、冰激凌等)。

□ 使用小碗盛饭，控制进食速度(15~20分钟/餐)。

□ 减少在外就餐，鼓励在家就餐，提倡分餐制。

□ 烹饪时少盐少油少糖。

□ 上好体育课，每天进行1小时中等强度至高强度的身体活动(如跑步、骑车、打球、游泳、跳舞等活动)，多做户外活动。

□ 尽量减少静坐时间(看电视、玩手机、看电脑、打游戏等)。

□ 限制静坐视屏时间，每天看手机、电脑、电视等屏幕的时间不超过2小时。

□ 养成早睡早起、不熬夜的好习惯，每天保证8~10小时睡眠。

□ 不吸烟(吸烟者戒烟)。

□ 避免接触二手烟。

□ 不饮酒。

□ 积极缓解紧张情绪和压力，保持心情舒畅。

□ 在医生指导下科学减重，不盲目节食和减重。

●治疗与康复

- [ ] 健康生活方式是最好的可持续良方。在医生监督指导下调整饮食、运动、睡眠等生活方式。
- [ ] 定期监测身高、体重和 BMI 变化,如体重增长过快应及时就医。
- [ ] 出现血压、血脂、血糖、肝功能异常,应及时到医院就诊。
- [ ] 避免使用减肥药物和减肥手术。
- [ ] 进行运动减重治疗前需体检。若发现心肺功能异常,应在医生指导下进行运动和治疗。
- [ ] 减重成功后,依然要保持饮食、运动等健康生活方式,防止体重反弹。

●急症处理

- [ ] 出现下列情况,应尽快到医院就诊:
  - (1) 如果运动中出现心跳异常或晕倒,应及时送医院抢救。
  - (2) 出现严重打鼾或睡眠呼吸暂停,需及时就医。
  - (3) 其他严重情况。

其他指导建议

_____

_____

_____

_____

_____

_____

_____

医生 / 指导人员签名:　　　咨询电话:　　　日期:　　年　月　日

青少年肥胖患者健康教育处方使用说明

★**使用对象:**肥胖青少年和父母或看护人。

★**使用方法**

1. 本处方不能替代医务人员开具的医疗处方,主要用于患者健康生活方式指导。
2. 医务人员应结合患者的病情、健康危险因素等,提供有针对性的健康指导。

儿童青少年近视患者健康教育处方

姓名：　　　　　性别：　　　　　年龄：　　　　　诊断：

　　近视是指人眼在调节放松状态下、平行光线经眼球屈光系统后聚焦在视网膜之前的一种屈光不正现象。近视的主要症状为：看远时视物模糊，可伴有眯眼、揉眼、歪头，看近物清楚。近视度数较高者可有眼前飞蚊、漂浮物等症状。高度近视容易发生视网膜脱离、黄斑出血、青光眼等，可导致视力损害甚至失明。

　　近视的发生发展受环境和遗传因素共同影响。主要危险因素包括户外活动时间和睡眠时间少，近距离持续用眼时间过多，读写姿势不正确。儿童过早、过长时间使用电子产品也是近视发生的重要环境因素。对于高度近视，尤其是病理性近视，遗传因素的作用更为明显。因此近视的父母更应该注意让孩子远离容易发生近视的环境。

　　近视一旦发生，无法治愈，因此重在预防。科学用眼，增加户外活动时间，定期复查，采取标准规范的防控措施，有助于预防近视发生、减缓近视发展、避免视力损害。

健康指导建议（请关注"□"中打"√"条目）

●健康生活方式

□ 确保每天 2 小时以上的户外活动时间，寄宿制幼儿园不应少于 3 小时。

□ 提供良好的家庭室内照明和采光环境。

□ 谨慎使用电子产品。6 岁以下儿童避免使用手机、平板电脑等电子产品，学龄儿童非学习目的使用时，每次不超过 15 分钟。

□ 保证正确读写姿势，不要歪头写字，做到"一拳一尺一寸"。

□ 避免连续长时间的读写等近距离用眼活动，每隔 40~45 分钟远眺 10 分钟。

□ 保持足够距离，阅读距离大于 33 厘米，握笔时指尖距笔尖大于 2 厘米，看电视距离大于 3 米。

□ 认真规范做眼保健操，正确地按揉穴位，以感觉到酸胀为度。

□ 食物多样，谷类为主，每天进食的食物应包括谷薯类、蔬菜水果类、畜禽鱼蛋奶类、大豆坚果类等。

□ 养成早睡早起、不熬夜的好习惯，保证睡眠时间充足（小学生每天睡眠 10 小时、初中生 9 小时、高中生 8 小时）。

□ 正确配戴框架眼镜，确保镜面清洁无损、瞳距正确、戴姿端正。

□ 配戴隐形眼镜需在眼科医师指导下进行，注意个人卫生，按照要求清洁镜片。

□ 高度近视者应避免剧烈的对抗性运动，以及跳水、跳伞、蹦极、潜水等运动。

□ 不吸烟（吸烟者戒烟）。

□ 避免接触二手烟。

□ 不饮酒。

●治疗与康复

☐ 初发近视的处理:刚出现视力下降时,要到正规医疗机构就诊,要采用睫状肌麻痹(散瞳)验光确诊有无近视和近视程度。

☐ 近视的矫正:如果近视度数不超过100度、看远时不受影响,可以暂缓配戴眼镜,定期复查;近视导致远视力明显下降、学习生活受影响时,应当配戴框架眼镜,度数可稍低一些,满足看远视力需求即可,主要在看远时佩戴。

☐ 定期复查。每半年至少检查一次视力、近视度数、眼轴长度和眼底等。如有度数变化,遵医嘱及时调整眼镜。近视进展较快时(每年进展超过50度),应在医生指导下采取进一步的防治措施。高度近视者如果度数仍然增长较快或出现相关并发症时,要及时就诊和治疗。

●急症处理

☐ 如果突然出现视力急剧下降、视物遮挡、变形或有频繁的闪光感,应当避免剧烈活动,及时就医。

☐ 佩戴角膜接触镜(隐形眼镜)者如出现眼红、流泪、分泌物增多现象,应停止佩戴,并到医院就诊。

其他指导建议

_____

_____

_____

_____

_____

_____

_____

医生/指导人员签名:　　　　咨询电话:　　　　日期:　　　年　　月　　日

儿童青少年近视患者健康教育处方使用说明

★使用对象:儿童青少年近视患者和父母或看护人。

★使用方法

1. 本处方不能替代医务人员开具的医疗处方,主要用于患者健康生活方式指导。

2. 医务人员应结合患者的病情、健康危险因素等,提供有针对性的健康指导。

青少年抑郁症患者健康教育处方

姓名：　　　　　性别：　　　　　年龄：　　　　　诊断：

　　青少年抑郁症是起病于青少年时期,以反复出现的抑郁发作为主要表现的精神障碍。其病因和发病机制尚不完全清晰。遗传因素与该疾病相关,心理社会因素(如应激性生活事件)可能诱发该疾病的发作。

　　青少年抑郁发作时主要表现为每天或每天的大部分时间情绪低落、兴趣和愉快感明显减少或丧失、精力下降、言语减少、思考或集中注意力困难、自责、自我评价低、焦虑、易激惹、悲观消极等,并常常存在饮食、睡眠问题及多种躯体不适,持续至少两周。青少年抑郁症严重影响患者的社会功能,甚至会导致部分青少年出现自杀行为,威胁患者的生命,因此亟需全社会共同关注。

　　及时发现青少年抑郁症的可疑征象,及时诊断,及早系统干预,防范轻生意外发生,有助于控制疾病,恢复社会功能,确保患者安全,促进身心健康。

健康指导建议(请关注"□"中打"√"条目)

●健康生活方式

□ 家长应关注青少年的情绪变化。对于出现抑郁症状的青少年,应及时带其到精神专科医院或综合医院精神科就诊,及早诊断,在专科医师指导下系统干预。

□ 家长需充分了解该疾病,积极配合医生的干预、治疗。

□ 家长应加强与青少年的沟通交流,了解是否存在课业压力过高、同伴交往受阻等诱因,并帮助青少年去除发病诱因。

□ 努力营造温馨的家庭氛围,理解、支持、关爱患者,帮助患者建立自信和战胜疾病的信心。

□ 合理要求患者的生活和学业,避免要求过高而导致患者过大的精神压力。

□ 合理安排生活内容,生活内容健康、积极,并适合于患者的健康状态。

□ 合理安排饮食和睡眠,尽可能保证规律、适量、均衡的饮食和规律、充足的睡眠。

□ 身体状况允许时可在医生指导下进行适量运动,但以不引起劳累和不适为宜。

□ 禁止吸烟、饮酒或使用其他成瘾物质,尽量避免饮用茶或咖啡。

□ 避免过度使用网络,限制使用手机等电子设备的时间。

□ 轻度抑郁症患者可以坚持上学,但需合理安排学业内容,适当减轻学业压力。

□ 中、重度抑郁症患者,建议休息,可在每日生活内容中,视患者具体情况决定是否少量安排学业内容。待患者病情康复后,逐渐恢复上学。

●治疗与康复

□ 心理治疗。根据患者的具体情况,采用个体化的心理治疗方法进行干预。

□ 药物治疗。轻度抑郁症经过心理治疗症状改善不明显或无法获得心理治疗服务的患者,及中度、重度抑郁症者,须采用抗抑郁药进行治疗。存在失眠或幻觉妄想症状的患者,也需进行相应的药物治疗。药物治疗需在精神专科医生指导下进行,治疗期间需注意监测药物不良反应,并定期复诊,不可随意自行调整治疗药物种类及其剂量,不能擅自停药。

☐ 康复治疗。对于病情严重的患者,在经系统治疗病情得到部分改善后,可以在精神专科医生指导下进行康复治疗,促进疾病全面康复。

☐ 预防复发。①症状完全缓解后,仍需定期复诊,规律服药,做好药物的巩固期和维持期治疗。②病情缓解后需逐渐恢复学业,合理安排学习,避免过大压力。③病情痊愈后,需注意培养良好人格,增强情绪调控能力,减少心理社会因素可能导致的疾病复发。

☐ 所有患者均应进行自伤、自杀风险评估。存在自伤、自杀风险的患者,必须加强监护,及时到精神专科医院或综合医院精神科就诊。自伤、自杀风险高的患者,需尽快住院系统治疗。

●**急症处理**

☐ 抑郁症患者服药后如果出现明显的药物不良反应,应及时到精神专科医院或综合医院精神科就诊和处理。

☐ 抑郁症患者如果自伤、自杀想法强烈,应严防轻生行为发生,并及时到精神专科医院或综合医院精神科就诊。

☐ 抑郁症患者如果出现自伤、自杀行为,应立即到附近医院进行救治,并在精神专科医院或综合医院精神科系统治疗干预。

☐ 如果出现其他严重情况,及时到医院就诊。

其他指导建议

_____

_____

_____

_____

_____

医生 / 指导人员签名:　　　　咨询电话:　　　　　日期:　　　年　　月　　日

....

青少年抑郁症患者健康教育处方使用说明

★**使用对象:**青少年抑郁症患者父母或看护人。

★**使用方法**

1. 本处方不能替代精神专科医生开具的医疗处方,主要用于帮助患者父母及看护人正确认识青少年抑郁症,从而早期发现、及时诊断、系统干预该疾病。

2. 医务人员应结合患者的病情、健康危险因素等,为其提供有针对性的健康指导。

参考文献

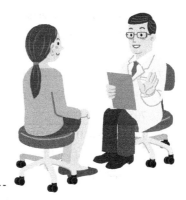

［1］国家卫生健康委员会疾病预防控制局,国家心血管病中心,中国医学科学院阜外医院,等.中国高血压健康管理规范(2019).中华心血管病杂志,2020,48(1):10-46.

［2］心血管系统疾病基层诊疗指南编写专家组.高血压基层诊疗指南(2019年).中华全科医师杂志,2019,18(4):301-313.

［3］中国高血压联盟《家庭血压监测指南》委员会.2019中国家庭血压监测指南.中国医学前沿杂志(电子版),2019,11(5):21-25.

［4］中国高血压防治指南修订委员会,高血压联盟(中国),中华医学会心血管病学分会,等.中国高血压防治指南(2018年修订版).心脑血管病防治,2019,19(1):1-44.

［5］中国共产党中央委员会,中华人民共和国国务院."健康中国2030"规划纲要.http://www.gov.cn/xinwen/2016-10/25/content_5124174.htm

［6］中国营养学会.中国居民膳食指南(2016).北京:人民卫生出版社,2016.

［7］中华医学会糖尿病学分会.中国2型糖尿病防治指南(2017版).中华糖尿病杂志,2018,10(1):4-67.

［8］国家卫生健康委疾控局.糖尿病防治核心信息.http://www.nhc.gov.cn/jkj/s5898bm/201910/6b6ed1092d78446392da927df010e7c2.shtml

［9］Kidney Disease Improving Global Outcomes(KDIGO)CKD work group. KDIGO 2012 clinical practice guideline for the evaluation and management of chronic kidney disease. Kidney Int Suppl,2013,3:1-150.

［10］National kidney foundation. KDOQI clinical practice guideline for hemodialysis adequacy:2015 update. Am J Kidney Dis,2015,66(5):884-930.

［11］中国医师协会肾康复专业委员会.我国成人慢性肾脏病患者运动康复的专家共识.中华肾脏病杂志,2019,35:537-543.

［12］中华医学会神经病学分会,中华医学会神经病学分会脑血管病学组.中国脑血管病一级预防指南2019.中华神经科杂志,2019,52(9):684-709.

［13］中华医学会神经病学分会,中华医学会神经病学分会脑血管病学组.中国缺血性脑卒中和短暂性脑缺血发作二级预防指南2014.中华神经科杂志,2015,48(4):258-273.

［14］中华医学会神经外科学分会.自发性脑出血诊断治疗中国多学科专家共识.中华急诊医学杂志,2015,24(12):1319-1323.

［15］Global Initiative for Chronic Obstructive Lung Disease(GOLD). Global Strategy for the Diagnosis,

Management and Prevention of chronic obstructive pulmonary disease：2019 Report. www.goldcopd.org

［16］中华医学会,中华医学会杂志社,中华医学会全科医学分会,等.慢性阻塞性肺疾病基层诊疗指南
(2018 年).中国全科医师杂志,2018,17(11):856-870.

［17］王辰,王建安.内科学.3 版.北京:人民卫生出版社,2015.

［18］中华医学会骨科学分会关节外科学组.骨关节炎诊疗指南(2018 年版).中华骨科杂志,2018,38(12):
705-715.

［19］JAVSEVAR D S,BROWN G A,JONES D L,et al. The American Academy of Orthopaedic Surgeons
evidence-based guideline on:treatment of osteoarthritis of the knee,2nd ed. J Bone Joint Surg Am,2013,95
(20):1885-1886.

［20］国家卫生健康委办公厅.原发性肺癌诊疗规范(2018 年版).http://www.nhc.gov.cn/yzygj/s7659/201812/
b21802b199814ab7b1219b87de0cae51.shtml

［21］中华医学会.中华医学会肺癌临床诊疗指南(2019 版).中华肿瘤杂志,2020,42(4):257-287.

［22］上海市抗癌协会,复旦大学附属肿瘤医院.居民常见恶性肿瘤筛查和预防推荐(上).健康指南,2019,
(6):48-49.

［23］石远凯,孙燕.临床肿瘤内科手册.6 版.北京:人民卫生出版社,2015.

［24］中华医学会消化内镜学分会,中国抗癌协会肿瘤内镜专业委员会.中国早期食管癌筛查及内镜诊治
专家共识意见(2014 年,北京).中华消化内镜杂志,2015,32(4):205-224.

［25］COLEMAN H G,BHAT S,JOHNSTON B T,et al. Tobacco smoking increases the risk of high-grade dysplasia
and cancer among patients with Barrett's esophagus. Gastroenterology,2012,142(2):233-240.

［26］RUSTGI A K,HASHEM B,EL-SERAG. Esophageal carcinoma. N Engl J Med,2014,371(26):2499-2509.

［27］SHEIKH M,POUSTCHI H,POURSHAMS A,et al. Individual and Combined Effects of Environmental Risk
Factors for Esophageal Cancer Based on Results From the Golestan Cohort Study.Gastroenterology,2019,156
(5):1416-1427.

［28］国家消化系统疾病临床医学研究中心,中华医学会消化内镜学分会,中华医学会健康管理学分会,等.
中国早期胃癌筛查流程专家共识意见(草案)(2017 年,上海).中华消化内镜杂志,2018,12(1):77-83.

［29］中国临床肿瘤学会指南工作委员会.中国临床肿瘤学会(CSCO)胃癌诊疗指南.北京:人民卫生出版
社,2019.

［30］国家卫生健康委员会.胃癌诊疗规范(2018 年版).http://www.nhc.gov.cn/ewebeditor/uploadfi
le/2019/01/20190109113547778.docx

［31］国家卫生健康委合理用药专家委员会.消化系统肿瘤合理用药指南.北京:人民卫生出版社,2020.

［32］中国抗癌协会大肠癌专业委员会中国结直肠肿瘤早诊筛查策略制订专家组.中国结直肠肿瘤早诊筛
查策略专家共识.中华胃肠外科杂志,2018,21(10):1081-1086.

［33］中华医学会消化病学分会,中华医学会消化病学分会肿瘤协作组.中国结直肠癌预防共识意见(2016
年,上海).中华消化杂志,2016,36(11):721-733.

［34］国家卫生计生委医政医管局,中华医学会肿瘤学分会.中国结直肠癌诊疗规范(2017 年版).中华胃肠
外科杂志,2018,21(1):92-106.

［35］国家卫生健康委办公厅.中国结核病预防控制工作技术规范(2020 年版).

［36］WHO. Global Tuberculosis Report 2019 https://www.who.int/tb/publications/global_report/en/

［37］周琳,刘磊.结核病"三区三州"健康促进科普丛书.北京:人民卫生出版社,2019.

［38］屠德华,万利亚,王黎霞.现代结核病控制理论与实践.2 版.北京:军事医学科学出版社,2013.

［39］王黎霞,陈明亭.健康促进手册.北京:人民军医出版社.2012.

［40］中华人民共和国卫生部 . 中国结核病防治规划实施工作指南 . 北京：中国协和医科大学出版社，2009.

［41］ZHANG W，ZHANG Z，WU W，et.al. Epidemiology and control of echinococcosis in central Asia，with particular reference to the People's Republic of China. Acta Trop，2015，141：235-243.

［42］CADAVID RESTREPO A M，YANG Y R，MCMANUS D P，et al. The landscape epidemiology of echinococcoses. Infect Dis Poverty，2016，5：13.

［43］王国强 . 全国包虫病流行情况调查报告 . 上海：上海科学技术出版社，2016.

［44］黄敬亨，刑育健 . 健康教育学 . 上海：复旦大学出版社，2017.

［45］余晴，周晓农 . 我国棘球蚴病防治工作中健康素养提升策略之探讨 . 中国血吸虫病防治杂志，2019，31（1）：94-97.

［46］毛守白 . 血吸虫生物学与血吸虫病的防治 . 北京：人民卫生出版社，1990.

［47］中华人民共和国卫生部疾病控制司 . 血吸虫病防治手册 .3 版 . 上海：上海科学技术出版社，2004.

［48］李岳生 . 血吸虫病诊断与治疗，北京：人民卫生出版社，2006.

［49］孙殿军，刘运起 . 大骨节病诊断学 . 北京：人民卫生出版社，2017.

［50］孙殿军，郭雄 . 大骨节病防治手册 . 北京：人民卫生出版社，2016.

［51］杨建伯 . 大骨节病病因研究 . 哈尔滨：黑龙江科学技术出版社，1998.

［52］医学名词审定委员会地方病学名词审定分委员会 . 地方病学名词 . 北京：科学出版社，2016.

［53］孙殿军，申红梅 . 地方病学 . 北京：人民卫生出版社，2011.

［54］于维汉 . 中国克山病 . 哈尔滨：黑龙江科学技术出版社，2003.

［55］中华医学会地方病学分会，中国营养学会，中华医学会内分泌学分会 . 中国居民补碘指南 . 北京：人民卫生出版社，2018.

［56］中国疾病预防控制中心地方病控制中心 . 碘缺乏病防治手册 . 北京：人民卫生出版社，2007.

［57］孙殿军 . 地方性砷中毒防治手册 . 北京：人民卫生出版社，2006.

［58］张爱华 . 砷与健康 . 北京：科学出版社，2008.

［59］孙殿军，于光前，孙贵范，等 . 地方性砷中毒诊断图谱 . 北京：人民卫生出版社，2015.

［60］孙殿军，高彦辉 . 地方性氟中毒防治手册 . 北京：人民卫生出版社，2015.

［61］官志忠 . 燃煤污染型地方性氟中毒 . 北京：人民卫生出版社，2015.

［62］NCCN.Clinical Practice Guidelines in Oncology：Breast Cancer（Version 1.2020）. http：//www.nccn.org/

［63］中国抗癌协会乳腺癌专业委员会 . 中国抗癌协会乳腺癌诊治指南与规范（2019 年版）. 中国癌症杂志，2019，29（8）：609-680.

［64］NCCN.Clinical Practice Guidelines in Oncology：Genetic/Familial High-Risk Assessment：Breast and Ovarian. http：//www.nccn.org/

［65］中国临床肿瘤学会指南工作委员会 . 中国临床肿瘤学会（CSCO）乳腺癌诊疗指南 2019. 北京：人民卫生出版社，2019.

［66］谢幸，孔北华，段涛 . 妇产科学 .9 版 . 北京：人民卫生出版社，2018.

［67］赵昀，魏丽惠 .CSCCP 关于中国宫颈癌筛查及异常管理相关问题专家共识解读 . 实用妇产科杂志，2018，34（2）：101-104.

［68］中华医学会妇产科学分会感染性疾病协作组 . 外阴阴道念珠菌病诊治规范（草案）. 中华妇产科杂志，2004，39（6）：430-431.

［69］中华医学会妇产科学分会感染性疾病协作组 . 滴虫阴道炎诊治指南（草案）. 中华妇产科杂志，2011，46（4）：318.

［70］中华医学会妇产科学分会感染性疾病协作组 . 细菌性阴道病诊治指南（草案）. 中华妇产科杂志，2011，

46(4):317.

[71] 中华医学会妇产科学分会感染性疾病协作组.盆腔炎症性疾病诊治规范(2019修订版).中华妇产科杂志,2019,54(7):433-437.

[72] 中华医学会围产医学分会.妊娠期铁缺乏和缺铁性贫血诊治指南.中华围产医学杂志,2014,17(7):451-454.

[73] WHO. Nutritional anemia:tools for effective prevention and control. Geneva:World Health Organization,2017.

[74] 陈林,韩根东.孕产期全面心理健康促进共识——理论与实践.北京:北京大学出版社,2020.

[75] 曹连元,邸晓兰,丁辉.产后抑郁障碍理论与实践.北京:中国协和医科大学出版社,2014.

[76] 陆林,沈渔邨.精神病学.6版.北京:人民卫生出版社,2018.

[77] 丁辉,陈林,邸晓兰.产后抑郁障碍防治指南的专家共识(基于产科和社区医生).中国妇产科临床杂志,2014,15(6):572-576.

[78] STEWART D E, VIGOD S. Postpartum depression. N Engl J Med,2016,375(22):2177-2186.

[79] 李守军.应重视先心病患儿手术后中远期随访的问题.临床小儿外科杂志,2016,15(3):217-218.

[80] 李守军.先天性心脏病的单纯超声引导下经皮介入治疗现状与展望.中国循环杂志,2015,30(11):1033-1034.

[81] 洪海筱,张玉奇,王剑,等.中国心脏出生缺陷围产期诊断和临床评估处置专家共识.中华小儿外科杂志,2018,39(3):163-170,195.

[82] 仇黎生,刘锦纷,徐志伟,等.新生儿危重先天性心脏病围生期诊断和治疗的关键技术及其临床应用.中华临床医师杂志(电子版),2012,6(22):7074-7078.

[83] 胡亚美,江载芳,申昆玲,等.诸福棠实用儿科学,8版.北京:人民卫生出版社,2015.

[84] KENNETH K, MARSHALL A L, JOSEF T P. Williams Hematology, 9th ed, New York:Macgraw-Hill, 2016.

[85] 国家卫生健康委员会.儿童急性淋巴细胞白血病诊疗规范(2018年版). http://www.nhc.gov.cn/yzygj/s7653/201810/aef82930c1af4fc5bf325938e2fcb075.shtml

[86] 国家卫生健康委员会.儿童急性早幼粒细胞白血病诊疗规范(2018年版). http://www.nhc.gov.cn/yzygj/s7653/201810/aef82930c1af4fc5bf325938e2fcb075.shtml

[87] 常琳.中国癫痫流行病学调查研究进展.国际神经病学神经外科学杂志,2012,039(002):161-164.

[88] 中国发展研究基金会.中国儿童发展报告2017:反贫困与儿童早期发展.北京:中国发展出版社,2017.

[89] 中国营养学会妇幼营养分会.中国妇幼人群膳食指南(2016).北京:人民卫生出版社,2018.

[90] 5岁以下儿童生长状况判定.中华人民共和国卫生行业标准(WS 423—2013)

[91] 中华人民共和国卫生部疾病预防控制局.中国学龄儿童少年超重和肥胖预防与控制指南(试用).北京:人民卫生出版社,2007.

[92] 中国儿童青少年身体活动指南制作工作组.中国儿童青少年身体活动指南.中国循证儿科杂志,2017,12(6):401-407.

[93] WHO guidelines on physical activity,sedentary behavior and sleep for children under 5 years of age. Geneva:World Health Education,2019. Licence:CCBY-NC-SA 3.0 IGO

[94] America Academy of Pediatrics. Bright Futures:Guidelines for Health Supervision of Infants,Children and Adolescents. 4th ed. Elk Grove Village,IL:America Academy of Pediatrics,2017.

[95] HOELSCHER D M., SHELLEY K, LORRENE R,et al. Position of the Academy of Nutrition and Dietetics:Interventions for the Prevention and Treatment of Pediatric Overweight and Obesity. J Acad Nutr Diet,2013,

113：1375-1394.

[96] 王卫平,孙锟,常立文 . 儿科学 .9 版 . 北京 : 人民卫生出版社,2018.

[97] 国家卫生和计划生育委员会妇幼健康服务司 . 全国儿童保健工作规范和技术规范(卫办妇社发〔2013〕46 号).

[98] 国家卫生和计划生育委员会基层卫生健康司 . 国家基本公共卫生服务规范(第 3 版)(国卫基层发〔2017〕13 号).

[99] 胡亚美,江载芳 . 实用儿科学 .7 版 . 北京 : 人民卫生出版社,2002.

[100] 江载芳 . 实用小儿呼吸病学 . 北京 : 人民卫生出版社,2010.

[101] 桂永浩,薛辛东 . 儿科学 .3 版 . 北京 : 人民卫生出版社,2015.

[102] 王卫平 . 儿科学 .8 版 . 北京 : 人民卫生出版社,2013.

[103] 中华医学会儿科学分会消化学组 . 中国儿童急性感染性腹泻病临床实践指南 . 中华儿科杂志,2016,54(7):483-488.

[104] 中华医学会儿科学分会消化学组,中华医学会儿科学分会感染学组 . 儿童腹泻病诊断治疗原则的专家共识 . 中华儿科杂志,2009,47(8):634-636.

[105] 胡德渝 . 口腔预防医学 .6 版 . 北京 : 人民卫生出版社,2012.

[106] 台保军 . 口腔健康 一生关注(孕产妇婴幼儿分册). 北京 : 中国科学技术出版社,2019.

[107] 中华口腔医学会 . 口腔健康 一生关注(学生分册). 北京 : 中国科学技术出版社,2019.

[108] 学龄儿童青少年超重与肥胖筛查 . 中华人民共和国卫生行业标准(WS/T 586—2018).

[109] 中华人民共和国国家卫生健康委员会 . 近视防治指南 . 2018.

[110] 葛坚,王宁利 . 眼科学 . 北京 : 人民卫生出版社,2015.

[111] 中华人民共和国国家卫生健康委员会 . 儿童青少年近视防控适宜技术指南 . 2019.

[112] REY J M,BELLA-AWUSAH TT,JING L. Depression in children and adolescents. In Rey JM (ed), IACAPAP e-Textbook of Child and Adolescent Mental Health. Geneva : International Association for Child and Adolescent Psychiatry and Allied Professions,2015.

[113] 陶国泰,郑毅,宋围村 . 儿童少年精神医学 .2 版 . 南京 : 江苏科技出版社,2008.

[114] 李凌江,马辛 . 中国抑郁障碍防治指南 .2 版 . 北京 : 中华医学电子音像出版社,2015.